**Kohlhammer** *Altenpflege*

**Der Autor:**

Prof. Dr. Erich Grond ist Arzt für Innere Medizin und Psychotherapie, emeritierter Professor für Sozialmedizin, Dozent für Gerontopsychiatrie in der Aus- und Fortbildung von Alten- und Krankenpflegepersonal und hat einen Lehrauftrag an der Universität Dortmund.

Erich Grond

# Palliativpflege in der Gerontopsychiatrie

Leitfaden für Pflegende in der Altenhilfe

Verlag W. Kohlhammer

1. Auflage 2004

Alle Rechte vorbehalten
© 2004 W. Kohlhammer GmbH Stuttgart
Umschlag: Gestaltungskonzept Peter Horlacher
Gesamtherstellung: W. Kohlhammer Druckerei GmbH + Co. Stuttgart
Printed in Germany

ISBN 3-17-017479-7

# Vorwort

Die WHO-Definition für Palliativmedizin trifft auch für psychisch veränderte Heimbewohner zu: Sie haben viele unheilbare, fortschreitende Erkrankungen mit Schmerzen, eine begrenzte Lebenserwartung und wollen Lebensqualität bis zuletzt erhalten statt aktiver Sterbehilfe und statt der Resignation der Betreuer: „Wir können nichts mehr für Sie tun!" Palliativpflege (pallium = Mantel) ist gesundheitsfördernde aktive Lebenshilfe, nicht Sterbehilfe. Sie sucht den ständigen Austausch mit dem Kranken, den Angehörigen, Ehrenamtlichen, Ärzten und Angehörigen anderer Berufsgruppen.

Für die von der Medizin als „austherapiert" aufgegebenen alten Kranken haben nicht mehr ärztliche Verordnungen Vorrang, sondern das Wohlbefinden dieser Personen.

Palliative Care bedeutet nicht nur Pflege, sondern ganzheitliche, d. h. körperliche, psychische, soziale und spirituelle Begleitung. Ziel der Palliative Care ist, den alten multimorbiden und unheilbaren Menschen die Leiden zu lindern, ein selbstbestimmtes Leben bis zuletzt zu ermöglichen sowie Lebensfreude und Lebensqualität zu verbessern. Es geht nicht nur um Schmerztherapie und Symptomkontrolle wie bei Krebskranken, sondern um Hilfen für psychisch veränderte alte Menschen, den noch nicht Sterbenden beizustehen, ihr Leiden akzeptieren zu können, und denen, die nicht länger leben können, den Tod weder zu beschleunigen noch zu verzögern, sondern zu gewährleisten, dass sie in Würde sterben dürfen. Palliative Care ist nicht nur in Kliniken, sondern auch in Pflegeheimen dringend gefordert, weil diese zunehmend schwerst Pflegebedürftige aufnehmen und fast jeder 4. im Heim stirbt. In jeder Stadt ist in mindestens einem Pflegeheim ein stationäres Hospiz nötig. Mobile Einheiten eines multidisziplinären Begleitteams im Versorgungsnetz zu Hause, in Heim oder Klinik erreichen eine menschenwürdige Sterbebegleitung, besser Lebensbegleitung, die nur finanzierbar ist, wenn Ehrenamt zur Bürgerpflicht (caring society) wird.

Während die Hospizarbeit Sterbende in der Terminalphase begleitet, wendet sich Palliative Care den alten Kranken im letzten Jahr zu und bemüht sich um eine Teilrehabilitation zu mehr Lebensfreude. Eine klare Abgrenzung ist nicht unmöglich.

Alte Pflegebedürftige schwanken oft zwischen Hoffnung und Verzweiflung, die Angehörigen zwischen Tröstenwollen und Erschöpfung und die Pflegenden zwischen Kompetenz und Zeitnot. Die Helfer projizieren oft die eigene Hilflosigkeit und Angst auf die alten Kranken. Palliative Care berücksichtigt die Lebensqualität der Pflegebedürftigen und Begleiter.

Erich Grond
Frühjahr 2003

> „Menschenwürde bis zuletzt
>
> Als du angesehen sein, nicht behandelt als Fall – gar als Störfall reibungsloser Abläufe oder als ärgerliche Trübung eines Wunschbildes von Pflegenden.
> Das Recht, ich selbst zu sein und zu bleiben – bis ans Ende.
> Leben, das mehr bedeutet, als kostendeckend versorgt zu sein.
> Lebenssinn, der weiterreicht als das, wozu ich nützlich bin.
> Ebenbild eines schweigenden Gottes, auch wenn die Kräfte nachlassen und der Geist sich verdunkelt, gerade dann?
> Kann ich hoffen?"

# Inhalt

# Einführung

Das Sterben beginnt, wenn ein alter Mensch ins Heim einzieht oder unter einer unheilbaren Krankheit auch psychisch leidet. In der Palliativpflege geht es um die Linderung auch psychischer Not in der Auseinandersetzung mit dem Sterben und um die Kommunikation mit den Personen der Umgebung. Die Palliativpflege will dazu beitragen, individuelle Grundbedürfnisse nach Sicherheit, Empathie und Akzeptanz, nach Autonomie und Privatheit zu befriedigen, d. h. die wesentlichen Kriterien der Qualitätssicherung zu erfüllen.

Palliative Care als Pflichtfach in der Ausbildung von Pflegenden

Das neue Pflegequalitätssicherungsgesetz vergrößert das Ausmaß der Bürokratie und verhindert dadurch menschliche Zuwendung besonders für demente Menschen. Wenn diese nicht mehr fähig sind, sich zu äußern, halten wohlmeinende Helfer eigene Vorstellungen für deren Bedürfnisse, sodass sie häufig einem fürsorglichen Zwang ausgesetzt sind. Andererseits kann therapeutischer Nihilismus nach dem Motto: „Bei Demenz ist nichts mehr zu machen und Antidementiva sind zu teuer" als unterlassene oder verweigerte Hilfeleistung zur Folter gegen diese wehrlosen Menschen werden. Ihre Wünsche verhallen als leiser Hilferuf oft ungehört, z. B. wegen Zeitmangels. Die Betroffenen ziehen sich in ihre Welt zurück, fühlen sich abgeschoben, sozial schon tot und verlieren häufig ihre bis dahin noch verbliebenen geistigen Fähigkeiten, weil es sich für sie nicht mehr lohnt, sie einzusetzen, d. h. sie erleben sich als sinnlos Leidende. Ein verbreitetes Vorurteil lautet: Wer nicht mehr richtig denken kann, kann auch nicht leiden, z. B. keine Schmerzen empfinden. Psychisch veränderte alte Menschen haben alles zurückgelassen, was für sie lebenswert war, auch ihre Autonomie; denn Pflegende entscheiden, ob Essen gegeben oder getopft wird, und der Arzt beurteilt, ob sie Schmerzen haben und wie viele Medikamente sie nehmen sollen. Helfer meinen oft besser als diese Menschen zu wissen, was für sie richtig ist. Sie entscheiden, welche Bedürfnisse sie haben, wobei Angehörige, Pflegende und Ärzte diese Bedürfnisse unterschiedlich bewerten. Aber nur der psychisch veränderte Mensch selbst kann – wie jeder andere Mensch – festlegen, was er wünscht.

Palliativpflege lindert zwar unerträgliche Symptome, kann aber das Leid nicht beseitigen. Mitleiden – nicht Mitleid – kann in der Begegnung von Mensch zu Mensch dem Sterbenden und den Pflegenden helfen zu reifen.

Ziel dieses Buches ist gesundheitsfördernde Palliativpflege nach dem Salutogenese-Konzept (ANTONOVSKY 1997). Da Sterben selbstverständlich zum Leben gehört, will Palliativpflege nicht nur Symptome lindern, sondern vorbeugen und mehr Lebensfreude und Lebensqualität bis zuletzt z. B. durch bedürfnisorientierte Pflege fördern, auch psychisch Veränderte wertschätzen und ihre Lebenswelt angenehm gestalten.

# 1 Linderung psychischer und körperlicher Beschwerden

## 1.1 Psychische Not und Verhaltensveränderungen alter Menschen im Sterbeprozess

Die folgenden Leitsymptome werden zwar oft als gerontopsychiatrische Störungen beschrieben und behandelt, sollten aber als Reaktion auf die Not und den ungeheuren Stress, dem der unheilbar kranke alte Mensch ausgesetzt ist, verstanden und ernst genommen werden.

Verhaltensstörungen als Reaktion auf die Not

### Wer definiert Verhaltensveränderungen als solche?

- Der Kranke nur dann, wenn er selbst darunter leidet,
- häufig die Angehörigen, die Pflegenden und die Mitbewohner, die das Verhalten des Kranken nicht mehr ertragen,
- zuletzt Psychiater, die das Verhalten einer Krankheit zuordnen.

Es kommt zu Verhaltensveränderungen, wenn Bedürftigkeiten und Bedürfnisse nicht befriedigt werden. Da Verhaltensstörungen nicht bei jedem psychisch veränderten Menschen auftreten, sind sie nicht allein hirnorganisch bedingt. Die häufigste Ursache von Verhaltensveränderungen – z. B. bei dementen Personen – ist Angst. Wer Angst hat, kann fliehen oder kämpfen. Der Wunsch zu fliehen äußert sich durch Unruhe, Weglaufen, Umherwandern und Schlafstörungen. Beim Bestehlungswahn versucht der Betroffene, sein Selbstwertgefühl zu erhalten, und Halluzinationen – besonders bei Sonnenuntergang – können Flucht in eine Fantasiewelt sein. Weniger häufig treten belastende Verhaltensstörungen wie Verkennung der Situation, sexuelle Enthemmung sowie Schreien auf. Noch seltener sind ständiges Fragen, Schaukeln (als unbewusster Selbstheilungsversuch) und am Ende der apathische Rückzug, der auch das resignierte Bedürfnis nach Ruhe ausdrücken kann. Wenn eine psychisch veränderte Person auf ihre Angst mit Kampf reagiert, so kann sie zunächst aggressiv gegen sich selbst und später gegen Angehörige oder Pflegende sein. Andere Faktoren der Verhaltensstörungen können Gefühlsreaktionen auf Überforderungen, Kompetenzverluste sowie die Unfähigkeit sein, über Bedürfnisse und vor allem über Schmerz zu sprechen. Beruhigungsmittel und Lichtmangel können dazu beitragen, dass die demente Person die Situation verkennt. Beziehungsstörungen oder Konflikte mit Angehörigen bis zur Heimeinweisung oder mit Pflegenden sind oft eine Folge dessen, dass die Bedürfnisse der Betroffenen nach Liebe, Bindung und Wertschätzung von den Helfern nicht befriedigt werden.

Hauptursache Angst

Überforderung

**Verluste**  Eine psychisch veränderte alte Person leidet besonders stark unter Verlusten und fordert häufig das Verlorene (z. B. ihr Zuhause oder verlorene Personen) zurück, z. B. indem sie den Teller zurückstößt oder sich gegen eine Waschung wehrt, andererseits plötzlich die Pflegende in den Arm nimmt und sie herzlich drückt, wodurch sie ihr Grundbedürfnis nach Liebe und Zugehörigkeit befriedigen möchte.

**Unbeachtete Gefühle**  Verhaltensveränderungen können auch dadurch entstehen, dass Gefühle nicht beachtet werden. Gefühle sind der augenblickliche Ausdruck von Bedürfnissen und Bedürftigkeiten. So kann sich eine Person mit beginnender Demenz zunächst noch rational mit dem Gedächtnisverlust auseinander setzen. Wenn sie sich ihrer Demenz gewiss wird, verleugnet sie oder hadert mit dem Schicksal, sodass Emotionen unkontrolliert durchbrechen, z. B. Wut, Angst, Trauer, Schuld, Scham oder Depression. Schließlich zieht sich die Person mit Demenz in ihre innere Welt zurück, weil sie basale Gefühle und Bedürftigkeiten nicht mehr in Worte fassen kann. Nicht nur Personen mit Demenz, sondern die meisten verwirrten alten Menschen erleben folgende Gefühle als Schadensempfindungen intensiver und sensibler als psychisch gesunde Ältere:

- **Angst**
  - kontrolliert, erniedrigt, verlassen, allein, verwirrter zu werden;
  - räumlich wie im Nebel umherirrend nicht mehr zu wissen: „Wohin will ich? Wo ist mein Zuhause?";
  - zeitlich: „Ich suche nach verlorener Zeit, bin gerade 20 und soll schon sterben?";
  - situativ: „Ich fühle mich überfordert, bedroht, denn Fremde ziehen mich aus". „Was ich nicht verstehe, kann ich nicht akzeptieren, macht mir Angst";
  - die eigene Identität zu vergessen: "Früher war ich noch wer, jetzt erlebe ich Chaos", „Ich ringe verzweifelt um Autonomie";
  - Angst, an Selbstwertgefühl und immer mehr an Bedeutung zu verlieren;
  - Angst, dass andere den Gedächtnis- und Kontrollverlust, die Absonderlichkeit bemerken und man z. B. wegen Inkontinenz als schmutzig oder schuldig beschämt wird;
  - Angst, hilflos und immer abhängiger zu werden.
- **Schuldgefühle, Selbstvorwürfe,** weil die Betroffenen in zunehmendem Maße unfähig werden, Aktivitäten des täglichen Lebens selbstständig auszuführen, sich zu nichts nutze nur noch als eine Last fühlen, und nur noch als eine Last.
- **Scham,** zu versagen und inkontinent zu werden, kann aggressiv machen. Psychisch Veränderte fühlen sich beschämt oder verloren in ihrem Elend.
- **Kränkungen** durch zunehmende Verluste, z. B. der Familie. Die Betroffenen schnappen Bruchstücke von Unterhaltungen auf: „Die reden über mich, ich fühle mich hintergangen".
- **Trauer:** Psychisch veränderte alte Menschen suchen verzweifelt nach Vertrautem, sehnen sich nach Nähe, nach Liebe, nach einer nicht bedrohlichen Welt, möchten sich nützlich machen oder weglaufen, weil sie sich nicht verstanden fühlen.

## Mögliche Bestimmungsfaktoren der Verhaltensveränderungen

**Unbeeinflussbare Faktoren:**
- schwere Belastungen in der Biografie,
- Hirnschädigung, z. B. bei Morbus Alzheimer, Zustand nach Apoplex, Schädel-Hirn-Trauma.

**Beeinflussbare Faktoren:**
- beim Kranken: Schmerzen oder Bedürfnisse, die er nicht mehr mitteilen kann, oder Reaktionen auf Versagen und Überforderung, Verkennen der Situation und Arzneimittelunverträglichkeit. Häufig ist Furcht vor würdelosem Sterben in der Klinik oder einem Heim eine wichtige Ursache für Verhaltensauffälligkeiten;     *Bei Kranken*
- bei Angehörigen und Pflegenden, die     *Bei Angehörigen*
  - die Situation falsch einschätzen, weil Fachwissen fehlt,
  - durch Hektik und Routine ihre Empathie verlieren,
  - zu hohe Erwartungen an sich und an den Kranken haben,
  - sich unbewusst von eingefahrenen Vorurteilen leiten lassen,
  - sich im Stich gelassen fühlen, weil die Pflegeversicherung nur körperliche Pflege berücksichtigt und damit der Menschlichkeit in der Pflege Grenzen setzt;
- in der Umwelt, z. B. Dauerlärm oder zu wenig Licht;     *In der Umwelt*
- in Rahmenbedingungen: Personalmangel wegen „leerer Kassen" führt zu Zuwendungsmangel, d. h. für Sterbebegleitung fehlt Zeit, besonders nachts.
- in Mangel an Solidarität: „Die anderen denken, ich sei faul, wenn ich länger am Bett sitze und mit dem Menschen rede".

## Checkliste für Auslöser von Verhaltensveränderungen

- Hunger?
- Schmerzen?
- Harn-/Stuhldrang?
- Erschöpfung, Depression?
- Nichtbefriedigte Bedürfnisse, nichtbeachtete Gefühle?
- Überreizung durch zu viele Eindrücke und zu viel Hektik?
- Medikamente, z. B. Anticholinergika?
- Umgebungsstress: zu warm, kalt, zu laut, zu viele, fremde Personen?

## Empfehlungen für die Palliativpflege

- Symptome lindern durch Einfühlen in die Not des Sterbenden;     *Symptome lindern*
- Zimmer- oder Gruppenpflege zur Beziehungspflege einführen;
- Pflege individuell und situationsangepasst planen;
- einsames Sterben durch den Einsatz Ehrenamtlicher (Sitzwache) verhindern;
- in regelmäßigen Teamgesprächen mit Angehörigen, Betreuern und anderen Berufsgruppen z. B. die Einwilligungsfähigkeit (Einsichts- und Steuerungs-, nicht Geschäftsfähigkeit) klären, da niemand gegen seinen Willen behandelt werden darf;     *Interdisziplinarität*
- sich mit der eigenen Sterblichkeit auseinander setzen;
- eigene Überforderung ernst nehmen, Entlastung suchen;

Eigenes Verhalten
reflektieren

- in Supervision eigenes Verhalten reflektieren, Fortbildungen besuchen, um sich klar zu machen, dass Sterben keine Niederlage der beruflichen Helfer ist.

## 1.1.1 Aggressives Verhalten und Gewalttätigkeit

### Ursächliche Faktoren:

- Körperliche: Schmerzen, Hunger (Unterzuckerung), Atemnot, Austrocknung, Harnverhalt, Verstopfung, hoher Blutdruck, Schilddrüsenüberfunktion, bei TIA-Zuständen, nach Apoplex und Schädel-Hirn-Trauma;
- Psychiatrische: bei Wahn, bei gestörter Impulskontrolle infolge Demenz (Angst, Situationsverkennung) und Sucht;
- Medikamentöse: Nootropika, aktivierende Antidepressiva, Coffein;

Fehlinterpretation der
Pflegenden?

- Psychische: Biografie, Kränkung bei Versagen, Überforderung, Angst vor Bedrohung, Sterben, Trauer, erlernte Projektion, Motive: will Zuwendung, Macht, im Mittelpunkt stehen;
- Pflegende, die ungeduldig „Erziehungsmaßnahmen" anwenden und Schamgefühle missachten;
- Umgebung: Licht- und Reizmangel, Dauerlärm, enge Räume.

### Hilfen:

- Notwehr:

Sich schützen

  - sich und Kranke schützen, fliehen oder festhalten;
  - bei Angst um Hilfe rufen, entwaffnen, laufen lassen;
  - Beobachten: Pupillenweite, schnelle Atmung und Bewegung;
  - ruhig, konsequent bleiben, Wut äußern lassen, „gilt mir nicht";
  - Zeugen bitten, Hilfe zu holen, nicht einmischen;
  - Fixierung, nur wenn Gesundheit oder Leben bedroht sind.
- Nach aggressivem Verhalten:
  - Pflegedienstleitung, Heimleitung, Angehörige, Betreuer informieren, dokumentieren;
  - Aggressionsauslöser, -motive und -ursachen klären, auch bei den Pflegenden;

Grenzen setzen

  - Grenzen setzen, Wut aussprechen lassen, Rückzug anbieten;
  - Handlungsalternativen loben, anderen helfen, am Opfer gutmachen lassen;
  - konstante Bezugsperson baut Beziehung auf, redet mit ihm unter vier Augen über Ärger, Angst, versucht zu verstehen, vermeidet Machtkampf;
  - individuelle Pflegeplanung, um mit aktivierender Pflege Versagenserlebnisse zu vermindern und mit Bewegung, Tanz und Spielen je

Energie umleiten

   nach Biografie die Aggression als Energie um- und abzulenken;
  - Strukturqualität verbessern: mehr Licht, Bewegungs-, Handlungsspielraum und klare Tagesstruktur;

– Medikamente zur Vorbeugung: pflanzliche Mittel, Magnesium, evtl. Risperidon, das sicherer Aggressionen hemmt als Haldol®.

## 1.1.2 Agnosie und Apraxie

> Agnosie = der/die Kranke erkennt Personen, Gegenstände nicht, Apraxie = er/sie kann Handlungen nicht zielgerichtet ausführen.

**Ursächliche Faktoren:**

- Körperliche: Großhirnschädigung nach Hirnblutung, Schädel-Hirn-Trauma, eventuell schwere Seh- und Hörstörung;
- Psychiatrische: bei Demenz zusammen mit Sprachstörungen.

**Hilfen:**

- Kommunikation mit allen Sinnen, Worte mit Gesten unterstützen;
- ATL gemeinsam in klarer Tagesstruktur je nach der Biografie verrichten;
- nur eine Teilaufgabe in Einzelschritten üben und ohne Zeitdruck zur komplexen Handlung aufbauen, feine Bewegungen systematisch in einem ruhigen, angstfreien Rahmen trainieren, dabei beobachten.

*Non-verbal kommunizieren*

## 1.1.3 Angst

> Wenn Bedrohung erwartet wird, führt das Alarmsignal Angst zu Flucht oder Kampf.

**Ursächliche Faktoren**

- Primäre Angst oder phobische Störung:
  - Agoraphobie (Platzangst), soziale Phobie (Lampenfieber, Schamangst) und spezifische Phobien wie Krankheits-, Krebs-, Herz-, OP- oder Tierphobie und andere Angststörungen wie Panikstörung, generalisierte Angststörung (z. B. vor der Zukunft);
- Sekundäre Angst:
  - körperliche: Angst vor Schmerzen und vor der Bedrohung durch Schmerzen, Angst vor Kontrollverlust (Inkontinenz), bei Herzinfarkt, Herzrhythmusstörungen, Asthma, Lungenembolie, Hyperthyreose, Hypoglykämie, Hypokalzämie, Epilepsie, Zustand nach Schädel-Hirn-Trauma, Hirntumor;

*Primäre Angst*

*Sekundäre Angst*

- medikamentöse: aktivierende Antidepressiva, Benzodiazepinentzug, Neuroleptika, blutdrucksteigernde Medikamente, Theophyllin, Coffein, Digitalis, Metoclopramid;
- psychiatrische: Angst, verrückt zu werden, Angst bei Depression, Demenz, Wahn oder Entzug bei Sucht;
- psychische: Angst, durch Ärzte und Pflegende widersprüchlich oder nicht informiert oder entmündigt zu werden, nicht mitentscheiden zu dürfen, zu versagen, beschämt, abgelehnt, hilflos, pflegebedürftig zur Last zu werden, Bedrohung zu erleben, ohne die Angst bewältigen zu können; Angst, andere mit unerledigten Geschäften zu belasten; Angst vor Wiederholung früherer Trennungs- und Versagenserlebnisse, Angst vor eigener Wut oder vor sexuellen Impulsen und vor schlechtem Gewissen (Schuldangst);
- spirituelle Angst ist die Angst vor der Sinnlosigkeit und vor fehlender Transzendenz (Frankl) oder die existenzielle Angst vor dem Sein zum Tode (Heidegger).

Die Sterbensangst ist Angst gegenüber dem Sterben
1) vor dem Sterben anderer, d. h. vor der eigenen Hilflosigkeit und vor dem Verlust eines Menschen;
2) vor dem eigenem Sterben.
   - vor dem Sterbeprozess:

Angst vor würdelosem<br>Sterben

   - allein, entborgen zu vereinsamen, abgeschoben zu werden;
   - leiden, schmerzhaft gelähmt, verelenden, ersticken zu müssen;
   - Kontrolle, Würde zu verlieren: entblößt, als Last nicht beachtet zu werden;
   - abhängig, ausgeliefert, unzurechnungsfähig, fremdverfügt oder wiederbelebt zu werden.
   - vor dem Totsein, dem endgültigen Ausgelöschtwerden:
   - Sehen, Hören, Denken, Fühlen, Handlungsfähigkeit und Individualität zu verlieren;
   - Aufgaben, Ziele unerledigt, unversöhnt aufgeben zu müssen;
   - sich von allen Rollen, Bindungen trennen zu müssen.
   - vor dem Danach, den Folgen:
   - vernichtet, zerstört, aufgelöst, ausgelöscht zu werden, zu verwesen

Vergessen zu werden

   - vor dem Unbekannten, schnell vergessen zu werden, das Leben geht ohne mich weiter, als ob nichts passiert wäre
   - Rechenschaft zu geben, wegen Schuld bestraft zu werden
   - vor Folgen für die Angehörigen: Werden sie ohne mich zurechtkommen oder z. B. in finanzielle Not geraten?

Die Todesangst ist die letzte und eigentliche Ursache aller Ängste.

Folgen: Alte kranke Menschen reagieren mit

- dem Körper:

| objektiv | subjektiv; nicht messbar | |
|---|---|---|
| schneller Puls, erhöhter Blutdruck<br>Extrasystolen<br>schnelle Atmung<br>weite Pupillen<br>Zittern, Schwitzen<br>Durchfall, Harndrang<br>Blutzucker erhöht<br>Schlafstörungen | Herzschmerz, Schwäche<br>Beklemmungsgefühl<br>eingeschnürt, Kloß im Hals<br>Gesicht blass oder rot<br>Muskeln angespannt<br>trockener Mund<br>Appetitlosigkeit, Magen-Druck<br>innere Unruhe, Schwindel | Körperreaktionen |

- Anklammerung oder Flucht:
  - sie vermeiden und verlassen die Wohnung nicht;
  - laufen weg, ziehen sich zurück in Halluzinationen;
  - verweigern die Nahrung;
  - entwickeln Zwänge und werten sich ab;
  - fliehen in Medikamente, Alkohol oder Krankheiten.
- Kampf:
  - gegen sich selbst, werden depressiv und hilflos;
  - greifen andere als vermeintliche Feinde an.

Angst wird zur Krankheit, wenn der Kranke sie unangemessen stark, zu häufig, zu lang erlebt, im Alltag eingeschränkt wird, die Kontrolle verliert und die Angstsituation vermeiden muss.

## Hilfen:

- 3-Z-Pflege: mehr Zeit, Zuwendung und Zärtlichkeit. Das „wie", nicht    3-Z-Pflege
  das „was" der Pflege ist entscheidend.
- Erste Hilfe bei Angst:
  - entspannen, denn Angst verkrampft, tief in den Bauch atmen, sich
    bewegen;
  - sich der Angst stellen oder Angst bewusst übertreiben;
  - sich ablenken, beschäftigen, kreativ werden, singen;
  - Ärger, Wut herauslassen, sich nichts gefallen lassen;
  - Kreativität hilft, sich mit Sinn zu transzendieren.
- körperliche Hilfen:
  - Schmerz-, Symptomkontrolle und Entspannungsübungen;    Schmerzlinderung
  - Medikamente: bei Panik einmalig Lorazepam, zur Vorbeugung Buspiron, evtl. Betablocker oder Antidepressiva, bei Angst infolge von Schmerzen oder Atemnot Lorazepam;
- soziale Hilfen: Kontakte aufbauen; zu Selbsthilfegruppen oder zur Gruppentherapie sind Ältere kaum zu motivieren.
- konstante vertraute Bezugsperson:
  - nimmt Körpersymptome (Pulsanstieg, Schweiß, Zittern) wahr;
  - bleibt sicht- und hörbar, gibt Zettel über Abwesenheitsdauer;
  - spricht die Angst an, konkretisiert und akzeptiert sie, redet sie nicht
    aus und verharmlost sie nicht;

              – erinnert an schöne Erlebnisse und positive Vorstellungen;

**Entspannung**
- beruhigt mit Körperkontakt, entspannt, lenkt ab mit sinnvoller Tätigkeit, gibt Sicherheit, klärt mögliche Auslöser, plant Tagesablauf mit Bewegung, Ergotherapie, Singen, evtl. Tanz und Humor;
- stärkt Selbsthilfefähigkeit, sorgt für Besuchsdienste und Kontakte; die beste Hilfe ist das Gefühl, geliebt zu werden;
- ermutigt, sich der Angst vor dem Sterben zu stellen, keine Angstsituation zu meiden, kleinste Erfolge zu loben;
- vermittelt Beratungsstellen und Verhaltenstherapie, um z. B. paradoxe Intention („Ich will die Angst bewusst"), positives Denken („ich kann's, schaff's, übersteh es") zu lernen und Vermeidungsverhalten zu verlernen.

**Verhaltenstherapie**
- Hilfen der rational-emotiven Therapie (RET nach Ellis): Nicht die Realität, sondern meine Deutung macht Angst.
  A Anlass, Auslöser z. B. eine Krankheit tritt auf;
  B Bewertung ist oft irrational: „Es ist furchtbar";
  C Consequenz ist Vermeiden: „Das schaffe ich nie";
  D Denken: was ist realistisch? Welche Alternativen habe ich?;
  E Erfolg, Effekt: ich kann Gefühle bewusstmachen, sachlich denken und alternativ handeln.
- Hilfen für spezifische Ängste:
  - vor Schmerzen: Schmerzauslöser mit Schmerztagebuch zu finden versuchen, Schmerzmittel vorbeugend regelmäßig geben;
  - vor dem Alleingelassenwerden im Sterben: sich Zeit zu Gesprächen nehmen;
  - vor Routine-Versorgung: ganzheitlich pflegen;
  - vor Abhängigkeit: mitentscheiden lassen, Selbstbestimmung mit Patientenverfügung schützen;
  - vor Abwertung als psychisch Kranker: Äußerungen ernst nehmen und mehr Zuwendung geben;
  - vor der Zukunft, sterben zu müssen: Angehörige aufklären.

**Ermutigung zur Selbsthilfe**
- Selbsthilfe aufzeigen, um Angst zu bewältigen;
  - klären: ist die Bedrohung real und akut? „Muss ich heute sterben?" Angst-Symptome sind nicht schädlich;
  - in der Realität oder Situation verharren, bis die Angst von alleine abklingt. Die Verleugnung der Todesangst ist eine „Lebenslüge";
  - rational denken gegen Katastrophen-Fantasien;
  - keine Angst-Situation vermeiden, sich Zeit nehmen;
  - sich allen Situationen aussetzen, die Angst machen;
  - auf kleinste Erfolge aufbauen, sich dafür belohnen;
  - Angst-Tagebuch führen.

## 1.1.4 Antriebsminderung und apathischer Rückzug

Der alte kranke Mensch hat keinen Lebensmut mehr.

## Ursächliche Faktoren:

- körperliche: Muskelschwäche bei Herzinsuffizienz, Lähmungen, Seh-/ Hörstörungen, Schmerzen bei Aktivierung;
- psychiatrische: Wahnkranke leben in ihrer eigenen Welt, Demente sind nicht motivierbar, vernachlässigen die Körperpflege, ziehen sich zurück, sprechen nicht, dösen, vegetieren teilnahmslos, fürchten Überforderung. Depressive sind interesselos, fürchten sich zu blamieren;
- medikamentöse: Neuroleptika, chronische Vergiftung bei Sucht.

*Regression*

## Hilfen:

Konstante Bezugsperson:
- beruhigt Angst, zwingt und überfordert nicht, beachtet Ruhebedürfnis und stimuliert basal;
- regt geduldig immer wieder zur Selbstpflege an;
- ermutigt, motiviert zu Aktivitäten und Kontakten, plant Tagesstruktur zur Beschäftigung in Gruppen, evtl. noch zu Tanz;
- hält Zusagen ein;
- erzählt Positives aus Biografie, klärt Übertragung in Supervision.

*Basale Stimulation*

# 1.1.5 Antriebssteigerung und terminale Unruhe

(☞ Delir)

> Agitierte, umtriebige Kranke in den letzten Stunden vor dem Tod, oft begleitet von Verwirrtheit, Halluzinationen, Wahnideen, Aggressivität.

## Ursächliche Faktoren:

- körperliche: Schmerzen, Hunger, Harn- und Stuhldrang, Harnverhalt, Frieren, Schwitzen, Atemnot, Blutzucker- und Blutdruckabfall, Schilddrüsenüberfunktion, Multiorganversagen im Sterben;
- psychiatrische: agitierte Jammer-Depression, Halluzinationen, Wahn mit Angst, Entzug bei Sucht, Delir mit Unruhe nachts, bei Lärm;
- psychische: Angst, abgelehnt, alleingelassen zu werden, unerledigte Geschäfte;
- medikamentöse: Anticholinergika, Neuroleptika, paradoxe Benzodiazepinwirkung.

## Hilfen:

Konstante vertraute Bezugsperson:
- schafft vertrautes, sicheres, ruhiges Umfeld, z. B. mit Musik;
- sorgt für ausreichend Essen und Trinken;
- beruhigt Angst mit Körperkontakt, erfüllt Wünsche und Bedürfnisse, zwingt nie;
- lenkt mit Aktivitäten, Gymnastik, Spaziergang in Gruppen ab;

*Vertrautes Umfeld*

- achtet auf Gefährdungen bei Aggression und Suizidgefahr;
- Medikamente: Schmerzmittel auch für Bewusstlose, Baldrian, Magnesium, Lorazepam, Midazolam, bei Aggressivität Risperidon.

### Anspruchshaltung (☞ Suchtverhalten)

> Unzufriedener Patient belastet Pflegende durch endlose Wünsche.

## 1.1.6 Aphasie (zentrale Sprachstörung)

### Ursächliche Faktoren:

- körperliche: Schädigung des Sprachzentrums nach Schädel-Hirn-Trauma, nach Schlaganfall zunächst globale Aphasie (sensorische und motorische). Die sensorische Aphasie (versteht Sprache, Gelesenes nicht) bildet sich oft zurück, die motorische Aphasie (kann nicht sprechen, schreiben) bleibt nach Apoplex;
- psychiatrische: Demenz mit amnestischer Aphasie (Wortfindungsstörungen), am Ende mit Floskeln, wenigen Worten oder Aneinanderreihen sinnloser Silben, auch bei Alkoholdemenz. Bei Sucht schwere Zunge (Dysarthrie) oder verwaschene Sprache.

### Hilfen:

Konstante Bezugsperson:

Non-verbale Kommunikation
- fördert Kommunikation mit allen Sinnen, Blickkontakt, Mimik und Gestik;
- ermutigt zum Sprechen, spricht nicht vor, lobt jedes richtige Wort;
- hört in angstfreiem Rahmen ruhig und geduldig zu, unterbricht nie;
- spricht langsam und deutlich mit dem Gesicht zugewandt einfache, kurze Sätze, klar über nur einen Inhalt, wiederholt mehrfach und fragt nach, ob sie verstanden wurde, stellt Ja- oder Nein-Fragen;

Sprechtafel
- benutzt Sprechtafel mit Abbildungen der wichtigsten Gegenstände und Situationen und gibt Erinnerungshilfen;
- strukturiert den Tag, macht tägliche Verrichtungen gemeinsam;

Logopädie
- vermittelt evtl. noch logopädische Behandlung;
- klärt Angehörige auf, zum Sprechen zu motivieren.

## 1.1.7 Bewusstseinsstörungen

> Das Bewusstsein beruht auf der Vernetzung der Großhirnfunktionen.

## Ursächliche Faktoren der Bewusstseinsstörungen:

- körperliche: akute Hirnschädigung durch Verletzung, Infektion, Gifte, Hirnblutung oder -tumor, diabetisches Koma, Leber- oder Nierenkoma.
- psychiatrische: Bewusstseinstrübung bei Alkohol-, Benzodiazepinentzugsdelir, bei Dauerbehandlung mit hoher Neuroleptikadosis.

Grade der Bewusstseinsminderung:
- Benommenheit:
  - Sind Auffassen, Denken und Handeln verlangsamt?
  - Aufmerksamkeit gestört? Stimmung gereizt?
  - Sprache undeutlich?
- Somnolenz (stark benommen)
  - Schläfrig?
  - schwer erweck- und ansprechbar durch Anruf?
  - Verständigung schwierig?
  - Desorientierung zeitlich und örtlich?
  - Sprache kloßig, schleppend?
  - Wechsel zwischen Apathie und Aggressivität?
- Sopor (tiefschlafähnlich, oft als bewusstlos bezeichnet):
  - Nur durch starke Reize vorübergehend erweckbar?
  - Motorische Abwehr oder Lallen auf Schmerzreize?
  - Schmatz- und Greifreflex erhalten?
- Koma:
  - reaktions- und bewegungslos?
  - ohne Pupillenreaktion und Reflexe?
  - inkontinent?

Einschätzung des Bewusstseins nach der Glasgow-Koma-Skala

| Aktion | Reaktion | Bewertung |
|---|---|---|
| Augen öffnen | spontan | 4 |
| | auf Ansprache | 3 |
| | auf Schmerzreize | 2 |
| | keine Reaktion | 1 |
| Beste sprachliche (verbale) Reaktion | orientiert | 5 |
| | verwirrt | 4 |
| | unzusammenhängend | 3 |
| | unverständliche Laute | 2 |
| | keine Reaktion | 1 |
| Beste motorische Reaktion | befolgt Aufforderungen | 6 |
| | lokalisiert Schmerzen | 5 |
| | Abwehr auf Schmerzreiz | 4 |
| | Beugereaktion | 3 |
| | Streckreaktion | 2 |
| | keine Reaktion | 1 |

Bewertung der Reaktionen

Punktbewertung:

6–8 Punkte leichtes Koma mit leichter Störung von Atmung, Puls, Temperatur

5–6 Punkte mittelschweres Koma: Puls und Temperatur steigen, Lähmungen, Beugehaltung der Arme

5 Punkte schweres Koma: Blutdruckabfall, Störungen der Atmung, Streckhaltung oder schlaffe Lähmung.

**Beobachtungen** Zusätzlich erforderliche Beobachtungen:

- Vitalfunktionen wie Atmung, Blutdruck, Puls, Temperatur stündlich messen, weil zentrales Fieber droht;
- Bewusstseinslage auch nachts beobachten, den Pat. evtl. wecken;
- Pupillen beobachten:
  - Pupillenreaktion auf Licht: spontan, verlangsamt, keine? Verengt sich bei Belichtung einer Pupille die andere auch?
  - Pupillengleichheit? Seitengleich oder ungleich?
  - Pupillenweite? Eng, weit, entrundet?

### Hilfen:

- stabile Seitenlage, Lagewechsel alle 1-2 Stunden, flach lagern, Kopf um 30 Grad erhöht;
- **Vitalwertkontrolle** Atmung, Puls, Blutdruck, Temperatur stündlich kontrollieren und dokumentieren, Sauerstoffgabe nach Anordnung;
- Bilanzierung der Ein- und Ausfuhr, Gefahr der Exsikkose bei Fieber, Infusionstherapie überwachen, Nahrungskarenz kontrollieren;
- Hilfestellung bei Erbrechen (Cave: Aspirationsgefahr);
- **Prophylaxen** alle Prophylaxen durchführen (Cave: Pneumonie- und Dekubitus-Gefahr);
- den Patienten/Bewohner nicht alleine lassen, je nach Wachheit beruhigen;
- bei Koma Verlegung/Einweisung auf Intensivstation vorbereiten.

## 1.1.8 Delir, akuter Verwirrtheitszustand

Mit Bewusstseinstrübung, Unruhe, Halluzinationen.

### Ursächliche Faktoren:

- Multiorganversagen im Sterben mit Urämie und Leberversagen;
- Hirnschädigung: Schädel-Hirn-Trauma, TIA, Apoplex, Hirntumor, Demenz;
- Exsikkose, Hypoglykämie, Na-, K-, Vitamin $B_1$- und $B_{12}$-Mangel;
- Infekte (Zystitis, Pyelitis, Pneumonie) – auch ohne Fieber, Sepsis;
- starke Schmerzen, Harn- und Stuhlverhalt, Juckreiz, Übelkeit, Erbrechen, Seh- und Hörstörung;

- mehr als drei Medikamente, besonders Anticholinergika (bei Narkose), Antiemetika, Neuroleptika, Opioide, Cimetidin, Antiparkinsonmittel, Zytostatika, Digoxin, Kortison;
- Entzug von Benzodiazepinen, Alkohol oder Nikotin;
- reaktiv durch Trauer, Angst, Umzug, Klinik- oder Heimaufnahme, Verlegung, Bettumstellung.

| Kriterium | Verwirrtheit bei Delir | Verwirrtheit bei Demenz |
|---|---|---|
| Beginn | akut, oft nachts | schleichend |
| Dauer | Stunden bis Tage | Jahre |
| Bewusstsein | getrübt | klar |
| Sprache | Redefluss | Wortfindungsstörungen |
| Gedächtnis | Kurzzeitgedächtnis gestört | Langzeitgedächtnis gestört |
| vegetative Symptome | Zittern, Schwitzen | fehlen |

*Abgrenzung zu Demenz*

### Hilfen, möglichst stationär:

- vertraute konstante Bezugspersonen, besonders Angehörige fühlen sich in die Not ein und führen beruhigende Gespräche;
- Umgebung nicht verändern, gut beleuchten, nachts Dämmerlicht einschalten;
- die Ursachen klären und behandeln, ausreichend zu trinken anbieten, Harn- und Stuhlverhalt beseitigen, nächtlicher Hypoglykämie mit Spätmahlzeit vorbeugen;
- Orientierungshilfen, Brille, Hörgerät;
- Medikamente:
  - Anticholinergika möglichst absetzen und andere reduzieren;
  - ausreichende Schmerzmittelgabe, evtl. Opioidwechsel;
  - Sedierung mit Neuroleptika?
  - bei Aggressivität und schwerem Delir Risperidon;
  - bei Alkohol- und Benzodiazepinentzug Clonidin, Clomethiazol;
  - Dexamethason nur bei Hirnmetastasen.

*Kausale Therapie*

## 1.1.9 Depressive Verstimmung, Verzweiflung

Nicht jeder Sterbende ist depressiv, aber jeder vierte alte Mensch und jeder zweite Heimbewohner leiden unter Depressionen. Kranke sind dreimal häufiger als gesunde alte Menschen betroffen.

*Häufigste psychische Störung*

In Gesprächen werden drei Hauptsymptome erkennbar: tief traurig, interesse- und freudlos, leicht ermüdbar und energielos. Dazu kommen: Selbstwertverlust (Ich kann nichts, bin nichts), Schuld- und Versagensgefühle, Entscheidungsunfähigkeit (Ich kann nicht wollen), Hoffnungslosigkeit und Suizidgedanken, Rückzug (Keiner mag mich), Schlaflosigkeit, Appetit- und Gewichtsverlust und oft ein Morgentief.

Ältere depressive Menschen neigen dazu zu somatisieren, betonen körperliche Beschwerden und sind oft selbstdestruktiv, verweigern Hilfe, Nahrung, Therapie mit Antidepressiva oder fliehen in Sucht und sind stärker suizidgefährdet als Jüngere.

Abgrenzung zu Trauer

Mit der geriatrischen Depressionsskala ist ein Verdacht leicht zu bestätigen. Trauernde haben im Gegensatz zu Depressiven positive Erinnerungen, bewältigen Selbstvorwürfe, verstehen die Hintergründe, suchen Kontakt und Trost und sind nicht hoffnungslos verzweifelt.

## Ursächliche Faktoren:

Schmerzen

- körperliche:
  - Schmerzen, 87% der Schmerzpatienten sind depressiv, über die Hälfte der Depressiven hat Kopf-, Rücken-, Bauch- oder Gelenkschmerzen;
  - Schwäche und Kachexie sind bei jeder schweren Erkrankung möglich, besonders bei Pankreas- und Bronchialkarzinom, Hirntumor, Leukämie;
  - Hirnschädigung infolge Parkinson, Apoplex, vaskulärer sowie Alzheimer-Demenz, Epilepsie, Multiple Sklerose, Schädel-Hirn-Trauma, Schlafapnoe;
  - Herz-, Atem-, Nieren- und Leberinsuffizienz;
  - Hypokaliämie, Hypoglykämie, Vitamin $B_{12}$- und Folsäuremangel;
  - Dekubitus, Inkontinenz, chronische Infekte, Osteoporose;
  - Schilddrüsen- und Nebennierenrindenüberfunktion, Diabetes, Östrogenmangel;
  - Multimorbidität kann die Früherkennung erschweren, aber einen Krankheitsgewinn bringen;

Medikamente

- medikamentöse: Betablocker, Methyldopa, Clonidin, Diuretika, Kortison, Cinnarizin, Neuroleptika;
- psychiatrische:
  - bei affektiven Störungen;
  - bei beginnender Demenz;
  - bei Sucht (Minderwertigkeitserleben);
- psychische:
  - im Alter kränken viele Verluste, z. B. Seh-, Hör-, und Beweglichkeitsverluste und damit Verlust von Selbstständigkeit und Autonomie;
  - leidvolle Biografie mit unverarbeiteten kritischen Lebensereignissen führt zu Verletzlichkeit (Vulnerabilität);

Erlernte Hilflosigkeit

  - erlernte Hilflosigkeit ("Ich kann nichts mehr ändern, Stress nicht bewältigen"), Verstärker- und Kompetenzverluste und verzerrte Denkmuster beeinflussen Fühlen und Verhalten;

Verzerrtes Denken

  - stillschweigende, verzerrte depressive Annahmen sind: Polarisieren: Alles-oder-nichts- und Schwarz-weiß-Denken, unrealistisches Verallgemeinern, Perfektionismus, Gewissens-Tyrannei: ich muss oder sollte für alles persönlich verantwortlich sein: ich bin schuldig, vergleichen: mit den Fehlern bin ich schlecht, ein Versager, voreilige

Schlüsse, Gedankenlesen: er lehnt mich ab und emotionale Beweise: fühle mich schlecht, also bin ich's;
– gefangen in zwanghaften Schuldgefühlen werden Ältere selbstdestruktiv;
• soziale:
– Verlust des Partners und anderer Kontakte machen einsam;                    Kontaktverluste
– Rollen- und Statusverluste kränken das Selbstwertgefühl;
– fehlende soziale Unterstützung bei Pflegebedürftigkeit führt zu dem Gefühl, nur noch eine Last zu sein;
– Einkommensverluste können zur Armut beitragen;
– soziale und finanzielle Ressourcen erschöpfen sich;
• ökologische:
– Lichtmangel im Herbst und Winter bei Sehbehinderung in einem dunklen Pflegezimmer verstärken eine Depression;
• spirituelle:
– Verluste von religiöser Bindung bedeuten Sinn- und Perspektivelosigkeit;                    Sinnverlust
– Verlust von Lebenszeit bedeutet Zukunftslosigkeit.

## Folgen:

• verzögerte Genesung bei körperlichen Erkrankungen;
• Unterernährung und Austrocknung;
• Zunahme von Schmerzen, Immobilität bis Dekubitus, Pflegebedürftigkeit, Isolation;
• Chronifizierung und Verlagerung in körperliche Beschwerden (larvierte Depression);
• wahnhafte, psychotische Depression mit Schuld-, Krankheits-, nihilistischem oder Verarmungswahn, um Angst abzuwehren;
• Suizidgefahr (vgl. Suizid);
• Angehörige sind gefährdet, sich anzustecken, weil Depressive mit ihrem „ja, aber..." Helfer stressen, hilflos und ärgerlich oder autoaggressiv machen („sie/er ist ja krank");
• Pflegende reagieren übertrieben fürsorglich, verstärken die Hilflosigkeit oder lassen sich in einem Machtkampf kontrollieren oder ausnutzen oder fühlen sich schuldig oder abgelehnt, weil sie dem/der Depressiven nichts recht machen können.                    Gefährdung der Helfer

## Hilfen:

• psychologische:                    Positives Loben
– vertrauensvolle Beziehung aufbauen! Distanz ertragen!
– den Kranken empathisch akzeptieren und wertschätzen;
– negatives Denken abbauen, Erlebnisse der Biografie und Probleme ansprechen und positiv deuten;
– zu positivem Fühlen, Erleben und Humor ermutigen und erlauben, was der Patient sich verbietet;
– nicht-depressives Verhalten loben, depressives Verhalten übergehen;
– zu soviel Aktivität wie möglich ermutigen, Überforderung vermeiden; kleine Erfolge helfen, von Druck entpflichten;
– motivieren: „Sie schaffen das!";

    – beruhigen, dass Hilfe möglich ist;
    – Suizidgedanken ansprechen und Suizid verhindern, nicht allein lassen, Perspektiven aufzeigen;
    – kognitive Verhaltenstherapie vermitteln.

**Verluste hinnehmen**

• spirituelle:
    – mit dem Schatten, dem Unabänderlichen leben lernen;
    – Verluste und Endlichkeit annehmen und die eigene Wichtigkeit zurücknehmen;
    – zufrieden werden mit dem Erreichten statt Perfektionismus;
    – sich transzendieren mit dem Leid und Schicksal anderer;
    – Sinn suchen in Erleben, Kreativität und Versöhnung;
    – biblisch-therapeutische Seelsorge kann trösten, ein Beichtgespräch von Schuldgefühlen entlasten;
    – unheilbar alte Kranke haben ein Lebensrecht statt Suizid.

**Soziale Aufgaben übernehmen**

• soziale: Konstante vertraute Bezugsperson
    – fördert soziale Kompetenz, sorgt für Besuche und Kontakte;
    – integriert in Beschäftigungs-, Gesprächs-, Musik- oder Kunstgruppen;
    – ermutigt zu sozialen Aufgaben: anderen zuzuhören, Verständnis zu zeigen, andere anzurufen, ihnen zu schreiben;
    – trainiert, „nein" ohne Schuldgefühle zu sagen;
    – vermittelt Sozialarbeiter, die das soziale Netz aktivieren, die Angehörigen entlasten und vor Ansteckung schützen.

**Schmerztherapie**

• pflegerische: Konstante Bezugspersonen
    – sorgen für ausreichende Schmerztherapie, für Schlaf, für Inkontinenzhilfen, für Trinken und Vitamin-B- und tryptophanreiche Diät (Sojabohnen, Emmentaler-, Edamer- und Tilsiter-Käse, Weizenkeime, Datteln, Haferflocken);
    – aktivieren zu regelmäßiger Selbstpflege, Gymnastik, Spaziergängen und evtl. zu Seniorentanz;
    – ermutigen zu angenehmen Aktivitäten, stärken Kreativität und Fertigkeiten in klarer Tages- und Freizeitstruktur;
    – ermöglichen Aromatherapie mit Basilikum, Bergamotte, Rose, Jasmin, Lavendel, Orangenblüte, Patschuli, Sandelholz, Ylang;
    – beachten und dokumentieren Arzneimittelnebenwirkungen.

• körperliche:
    – Entspannen mit Bädern, Einreiben, Massagen, besonders Fußreflexzonen-Massagen und Atemgymnastik;
    – Wachtherapie oder partieller Schlafentzug dreimal pro Woche bei Früherwachen, in der 2. Nachthälfte beschäftigen;

**Antidepressiva**

    – Antidepressiva: nur jeder zehnte alte Depressive wird richtig behandelt: Johanniskraut in ausreichender Dosierung versuchen, Moclobemid (stört den Schlaf), Citalopram aktiviert, trizyklische Antidepressiva wie Amitriptylin, Doxepin sedieren, sind aber bei alten Kranken wegen der anticholinergischen Nebenwirkungen (Sehstörungen, Verstopfung, Harnverhalt, Delir, Tachyarrhythmie) zu meiden; Antidepressiva bessern chronische Schmerzen und sparen Schmerzmittel ein;
    – im Sterben wirkt Imipramin rasch antidepressiv;
    – bei Angstanfällen einmalige Gabe von Lorazepam;
    – internistische Begleitbehandlung der ursächlichen Faktoren

• Vitamin B oder Östrogene können nötig werden.

- ökologische Hilfen, Milieutherapie:
  - Sonne und Lichttherapie zweimal täglich je eine halbe Stunde kann die Stimmung aufhellen, nachts Dämmerleuchte;
  - Haus, Wohnung, Zimmer freundlich mit Blumen gestalten;
  - helle Kleidung mit Schmuck und Parfum, Natur betrachten;
  - Haustiere auf Wunsch: Hunde bieten Sicherheit, Nähe und Anhänglichkeit.

| Angehörige sollten | sollten nicht |
|---|---|
| • sich informieren, im Team arbeiten | • sich gekränkt zurückziehen |
| • sie/ihn wohlwollend akzeptieren | • als Simulant abwerten |
| • sich einfühlen, verstehen | • therapieren wollen, kritisieren |
| • Sorgen, Ängste ernst nehmen | • persönlich nehmen, streiten |
| • geduldig mit sich selbst sein | • trösten: Das wird schon wieder |
| • anregen, Aktivitäten planen | • überfordern |
| • Selbstständigkeit fördern | • übermäßig umsorgen |
| • stellvertretend hoffen | • Suizidhinweise übersehen |
| • Hilfe suchen | • Wut ausleben |
| • eigenes Leben weiterleben | • sich überschätzen |

Aufgaben der Angehörigen

Pflegende sollten Folgendes vermeiden:

Vermeiden

- kühle Distanz, Alleinlassen und Rat"schläge";
- zu viel Nähe mit der Gefahr der Überidentifikation;
- entmündigendes Schonen;
- Beschönigen oder Bagatellisieren von Verlusten;
- falschen Trost: „Nur Mut, morgen geht's besser";
- ärgerliche Ungeduld, Drängen: „Reißen Sie sich zusammen!";
- Ausreden von Schuldgefühlen und Tabuisieren von Suizid.

Fehler im Umgang mit Depressiven macht, wer:

Fehler im Umgang

- die Biografie ignoriert, ihn/sie als Objekt behandelt;
- Sinnfrage und Gespräche über den Tod vermeidet;
- Schuld den Angehörigen zuschreibt;
- zu stark aktiviert und schnell Besserung erwartet;
- nicht akzeptiert, dass er/sie sich nur selbst helfen kann;
- Angst vor Pflegebedürftigkeit und dem eigenen Sterben hat.

## Depressive Verstimmung in den letzten Tagen

Jeder Mensch stirbt unterschiedlich und hat einen individuellen Tod, aber ungenügend ausgebildete Sterbebegleiter fordern die von KÜBLER-ROSS beschriebenen Verarbeitungsphasen ein, sodass der Sterbende in einen zusätzlichen Sterbestress kommt und noch tiefer in die Resignation und Depression fällt. Der depressive Sterbende erlebt intensiv seine Hilflosigkeit und stellt fest, dass seine Situation unkontrollierbar ist. Dieses Erleben senkt sein Selbstwertgefühl und verstärkt sein Ohnmachtsgefühl, seine Angst und Schwermut. In der Medizin wird der Sterbende häufig auf das Multi-Organversagen reduziert und zu einem Behandlungsobjekt degradiert. Bisher wird wenig berücksichtigt, dass viele Ältere den psychischen Tod lange vor dem klinischen sterben, d. h. schwer Depressive

Depressionsphase bei Sterbenden

fühlen sich leer, wie gelähmt, innerlich tot und äußern: „Ich will nicht mehr, lasst mich gehen, ich kann nicht mehr, es hat doch alles keinen Sinn mehr!"

Nicht jeder Sterbende macht eine Depressionsphase durch. Wer im Sterben depressiv wird, leidet häufig unter Angst vor dem Sterbeprozess, vor der Endgültigkeit erlöschender Körperfunktionen und vor dem Danach. Durch diese Ängste nimmt die Hoffnungslosigkeit zu.

Einfühlen

Wenn sich depressive Sterbende von sich aus nicht mehr melden, werden sie in Heimen mit Personalmangel vernachlässigt. Überforderten Pflegenden fällt es schwer, im Sterbenden noch den Menschen wertzuschätzen, besonders wenn er aus Verzweiflung seine Begleiter beschimpft. Diese sollten sich aber nicht persönlich angegriffen fühlen und sich nicht provozieren lassen. Depressive Sterbende möchten manchmal in den letzten Stunden allein sein, um z. B. Angehörige nicht zu belasten; in diesem Fall sollten die Begleiter jederzeit hör- und erreichbar bleiben.

Schmerzmittel sollten auch in den letzten Stunden durch Antidepressiva unterstützt werden, um das Sterben zu erleichtern. Die Schwermut Sterbender wird oft als vorübergehende Verstimmung oder als vorwegnehmende Trauer bagatellisiert und nicht behandelt. Symptome, die eine Depression verschlimmern, wie Schwäche, Übelkeit, Durst, Verstopfung, Atemnot und Hustenreiz, Schwitzen und Unruhe können auch durch Zuwendung verbessert werden. Jede Pflege, z. B. Mundpflege, ist die Chance, dem Sterbenden als Person zu begegnen; dabei ist das **Wie** wichtiger als das **Was** der Pflege. Den sterbenden Depressiven emotional zu begleiten heißt, ihn wertschätzen und vorbehaltlos akzeptieren, seine Würde, z. B. bei Inkontinenz, achten, auf seine Bedürfnisse eingehen, die

Zuwendung

Beziehung in offener Kommunikation vertiefen, ihn einfühlend zu verstehen versuchen, was nicht immer möglich ist, ihm die Hand halten, über die Haare streichen, weil er ein Zeichen der Liebe braucht.

Depressive Sterbende brauchen auch eine angenehme Umgebung (Kerze, Blumen, schöne Bilder, Lieblingsmusik, Duftstoffe) und religiöse Begleitung durch verständnisvolle Seelsorger, die mit Gebeten und alten Liedern

Versöhnung

beruhigen, Vergebung und Versöhnung mit sich selbst vermitteln, weil der barmherzige Gott von Schuld erlöst, das Abendmahl/Kommunion und die Krankensalbung spenden und Hoffnung auf ein Weiterleben gegen alle Verzweiflung ermöglichen. Begleiter können die Hand des Sterbenden stützen, damit er sich – symbolhaft in die Hände Gottes – fallen lassen kann.

## 1.1.10  Desorientierung, Orientierungsstörung

(☞ Delir und Verwirrtheit)

## 1.1.11  Enthemmtes Verhalten

Ein enthemmtes Verhalten kann noch in den letzten Wochen auftreten.

## Enthemmung bezüglich fremden Eigentums

### Ursächliche Faktoren:

- körperliche: Verwirrtheit nach Apoplex oder Schädel-Hirn-Trauma;
- psychiatrische:
  – Demenz: „mir gehört alles" im Mehrbettzimmer;
  – Sucht.

### Hilfen:

Konstante Bezugsperson:                                                        Beobachten und Verstehen
- versteht das Verhalten aus der Biografie, z. B. aus Kriegserlebnissen;
- bleibt ruhig, akzeptierend und wertschätzend;
- beobachtet die Gelegenheiten, verschließt evtl. Schränke;
- integriert die/den Kranken in Gruppen, informiert die Angehörigen und den Betreuer;
- schafft vertraute Dinge (Teppich, Bilder, Sessel) ins Heimzimmer.

## Unkontrolliertes Essen

### Ursächliche Faktoren:

- körperliche: Unterzuckerung oder Überfunktion der Schilddrüse;
- psychiatrische:
  – Manische Patienten und Suchtkranke fordern mehr Essen;
  – Demenzkranke essen Blumenerde oder vom Nachbarteller, weil sie die Sättigung nicht spüren;
- psychische: Vergesslichkeit oder Angst zu verhungern.

### Hilfen:

Konstante Bezugsperson:                                                        Kleine Mahlzeiten
- bleibt ruhig, akzeptiert wertschätzend, versteht das Verhalten aus der Biografie;
- verabreicht kleine Mahlzeiten, Vollwertkost und Lieblingsgetränke;
- sorgt für betreute Mahlzeiten, z. B. geeignete Sitzordnung;
- zeigt Grenzen auf, trennt bei Übergriffen, verhindert Essreize;
- informiert die Angehörigen.

## Sexuelle Enthemmung

Tabu?

Der Patient entblößt, reizt, befriedigt sich maßlos selbst, berührt ungebührlich, wünscht Eincremen bei genitalem Juckreiz.

### Ursächliche Faktoren:

- körperliche: gestörte Impulskontrolle nach Apoplex;
- psychiatrische: Alkohol-, Demenzkranke stimulieren sich aus Zuwendungs- und/oder Anregungsmangel, sehnen sich in der Einsamkeit nach Nähe, reagieren im Körpergedächtnis auf einfühlsame Pflege; aus Freude verkennen sie Realität und Normen. Im Demenz-Endstadium schwindet das sexuelle Verlangen meist;
- medikamentöse: Madopar®, Nootropika.

### Folgen:

Pflegende und Mitbewohner fühlen sich gestört, belästigt, erleben Pflege als eklig und abstoßend. Sie sind entsetzt, sodass sich der Kranke zurückgewiesen, gekränkt fühlt und aggressiv reagiert.

### Hilfen:

Einheitlich mit dem Betroffenen umgehen

- im Team einheitlich mit dem Patienten umgehen, ihn nicht lächerlich machen und keine Vorwürfe erheben!
- bei Selbstbefriedigung Sichtschutz, ins WC bringen und ablenken;
- auf Gefühle eingehen, eigene Ängste, Ekel, Gewissen reflektieren;
- einreiben, massieren als Zärtlichkeitsersatz;
- Angehörige können liebkosen, Mitbewohner können Nähe geben.

## Sexuelle Belästigung

### Hilfen:

Grenzen setzen

- unmissverständlich Grenzen setzen, Anspielungen sachlich zurückweisen, aggressive Überreaktion vermeiden!
- Schamgefühl beachten, Intimbereich selbst waschen lassen;
- bei Wiederholung andere Mitarbeiter einsetzen, Angehörige informieren;
- Pflegende vorbereiten, reflektieren: Versteht er Intimpflege als sexuelle Annäherung? Löst der Kittel einen Reiz aus?

## Kotschmieren

### Ursächliche Faktoren:

- körperliche: Durchfall bei Kotstein, Verstopfung z. B. durch Anticholinergika;
- psychiatrische: Demenz mit Geruchsstörung;
- psychische: Scham bei Stuhlinkontinenz.

### Hilfen: (☞ Verstopfung)

- Bezugsperson nimmt Ekel ernst, lüftet, entlastet mit Duftstoffen;

- motiviert zum Waschen „Es wäre angenehm!", informiert Angehörige;    Zum Waschen motivieren
- bleibt freundlich, ohne Hektik, schimpft nicht;
- führt Toilettentraining durch, z. B. regelmäßig nach dem Frühstück zur Toilette bringen;
- stimuliert basal mit Einreiben und Massieren;
- beugt der Verstopfung vor mit Ballaststoffen, viel Trinken, Bewegung, Leinsamen, eingeweichten Pflaumen usw.    Verstopfung vorbeugen

## 1.1.12 Gedächtnisstörungen

### Vergesslichkeit

#### Ursächliche Faktoren:

- körperliche: Sauerstoffmangel im Gehirn bei Sterbenden, Seh-, Hörstörung und Anticholinergika;
- psychiatrische:
  - Demente mit Gedächtnis- und Zeitgitterstörung leben in der Vergangenheit und regredieren in die Kindheit;    Kurz- und Langzeit-Gedächtnisstörung
  - Depressive betonen ihre Vergesslichkeit;
  - alte Schizophrene haben Wahnerinnerungen;
  - Suchtkranke mit Korsakow konfabulieren (füllen Gedächtnislücken mit spontanen Einfällen).

#### Folgen:

Verwirrtheit, Weglaufen, Rückzug, Depression.

#### Hilfen:

Konstante Bezugspersonen:    Biografie-Arbeit
- orientieren sich an der Biografie, z. B. mit Fotos, Tagebüchern und Briefen;
- erklären ruhig, einfach, klar, in kurzen Sätzen, wiederholen geduldig, korrigieren nicht;
- erinnern mit Terminkalender, Zettel oder Eselsbrücken;
- strukturieren den Tag und lenken ab mit Spielen und Spaziergängen;
- hinterlegen Schlüssel beim Nachbarn.

### Ständiges Fragen und Wiederholen

#### Hilfen:

Konstante Bezugspersonen:
- antworten beruhigend, gehen auf Gefühle ein und versichern gelassen: „alles in Ordnung";
- fügen wiederholte Handlungen in sinnvolle Tätigkeiten ein und lenken z. B. mit Musik ab.

## Sammeln, Horten, Verstecken

(☞ Suchtverhalten)

## 1.1.13 Halluzinationen, Trugwahrnehmungen

### Ursächliche Faktoren:

- körperliche: Sehstörung, Austrocknung;
- psychiatrische: Demenz, Schizophrenie, Entzugsdelir, psychotische Depression;
- medikamentös: Anticholinergika oder Dopamin-Präparate.

### Folgen:

Angst und Unruhe bis hin zu Aggressionen oder zum Suizid.

### Hilfen:

Ursachen klären, nicht widerlegen

Konstante Bezugspersonen:
- informieren Arzt, Angehörige und Betreuer;
- klären Ursachen und versuchen, sie aus der Biografie zu verstehen;
- versuchen nicht, mit Beweisen zu widerlegen;
- sprechen mit dem Betroffenen allein (ruhig, sachlich, einfühlend, wertschätzend);
- beruhigen Ängste durch Kontakt und meiden Stress;
- lenken ab mit Beschäftigung in klarer Tagesstruktur;
- lassen Melperon oder Pipamperon verordnen und dokumentieren die Nebenwirkungen.

## 1.1.14 Illusionen, Verkennungen

### Ursächliche Faktoren:

Übertragungen

- körperliche: Fieber, Exsikkose oder Sehstörung;
- psychiatrische: Demenzkranke erkennen im Spiegel oder im Fernsehen ihre Mutter oder Geschwister, halten Pflegende für die Tochter und im Endstadium für die „Mama", verkennen Partner und Kinder.

### Folgen:

Angst und Unruhe.

### Hilfen:

Wahrnehmung überprüfen

Konstante Bezugspersonen:
- informieren den Arzt, Betreuer und Angehörige;

- klären Ursachen, versuchen, ihn aus der Biografie zu verstehen, und beruhigen im Gespräch;
- überprüfen Brille, Hörgerät und Beleuchtung;
- leiten an, das Spiegelbild anzulächeln; als Tochter angesprochen, freuen sich Pflegende über Lob und Dank;
- lenken ab, z. B. durch Gruppenaktivitäten.

## 1.1.15 Manipulatives Verhalten (☞ Suchtverhalten)

Der Patient spielt Pflegende gegeneinander aus und ist anspruchsvoll.

## 1.1.16 Nahrungsverweigerung

Ist es der verbindliche Wille des Patienten, wenn er das Essen verweigert, sich die Ernährungssonde zieht? Isst er unbeobachtet?

### Ursächliche Faktoren:

- körperliche: riecht, schmeckt oder sieht schlecht, verwechselt Speisen, hat keinen Appetit bei Infekt, Karzinom oder Schmerzen beim Kauen und Schlucken infolge Herpes, Soor oder wackeliger Zahnprothese;
- psychiatrische: ist depressiv (will sich sterben lassen), suizidgefährdet, fürchtet Vergiftung bei Wahn, vergisst Hunger bei Demenz (Geruchssinn lässt nach);

*Depression und Vergiftungswahn*

- psychische: ekelt sich vor unsauberen Pflegenden, erzwingt Zuwendung, weil er sich einsam und verlassen fühlt;
- medikamentös: Digitalis, Antibiotika, Abführ- und Schmerzmittel.

### Folgen:

Der Betroffene wird schwach und stürzt, Hypoglykämie macht unruhig, verwirrt und aggressiv, bei Trinkverweigerung droht Austrocknung mit Nierenversagen in 1 – 2 Tagen.

### Hilfen:

Konstante Bezugsperson:

*Atmosphäre schaffen*

- lässt Ursachen behandeln, sorgt für Mundpflege und Bewegung;
- spricht geduldig zu, berührt, motiviert, mit anderen zu essen, hilft bei Apraxie (Handlungsunfähigkeit);
- beachtet Essgewohnheiten, gibt Lieblingsgetränk mit Zucker/Ei, Astronautenkost, sorgt für schönen Essplatz und angenehmes Sitzen;
- akzeptiert die Nahrungsverweigerung eines Einwilligungsfähigen, solange er ausreichend trinkt;

Nie zwingen
- bricht ab, wenn er den Mund schließt oder ausspuckt; zwingt nie, hält nie die Nase zu (Misshandlung);
- informiert den Betreuer, Arzt, die Angehörigen, Heim- und Pflegedienstleiter;
- erstellt Trinkplan, gibt täglich 2 Liter (6-8 Tassen) zwischen den Mahlzeiten i.v., durch PEG oder Nasensonde. Wenn der Patient bei der Mundpflege am Waschlappen saugt, gilt dies als mutmaßlicher Wille, kleine Flüssigkeitsmengen gegen den Durst zu bekommen.

## 1.1.17 Orientierungsstörungen (☞ Verwirrtheit)

## 1.1.18 Psychotische Symptome

Dazu geören Delir, Halluzinationen, Wahn sowie Störungen des Ich-Erlebens. Wahn und Halluzinationen entsprechen der Stimmung Sterbender, wenn sie sich auf Nihilismus, Schuld oder Strafe beziehen. Inkongruente psychotische Symptome sind z. B. Verfolgungswahn oder Gedankeneingebung.

## 1.1.19 Regressives Verhalten (☞ Antriebsminderung)

### Ursächliche Faktoren:

- körperliche: jede schwere Krankheit alter Menschen, Seh-, Hör- und Bewusstseinsstörung, Herzinsuffizienz, Schmerzen;
- psychiatrische: schwere Depression, Medikamenten- oder Alkoholabhängigkeit, schwere Demenz;
- medikamentöse: Neuroleptika und Schlafmittelmissbrauch.

### Hilfen:

Selbsthilfe zumuten
- wertschätzend mit dem Patienten in angstfreiem Milieu sprechen;
- akzeptieren und einfühlend aus der Biografie zu verstehen versuchen, als Erwachsene ansprechen, nicht verkindlichen;
- positive Erfahrungen mit Fotos erzählen lassen;
- Eigenverantwortung schrittweise zumuten;
- Tag klar nach biografischen Gewohnheiten strukturieren;
- Kleidung und Zimmergestaltung eigenständig auswählen lassen;
- in Gruppen zu Beschäftigung und Bewegung bei Musik motivieren.

## 1.1.20 Schlafstörungen

### Ursächliche Faktoren:

- körperliche: Schmerzen, Herzschwäche, Herzrasen, Hypertonus, Atemnot, Übelkeit, Blähungen, Unterzuckerung, Juckreiz, Schwitzen, restless-legs-Syndrom;
- psychiatrische: Demenz mit Schlafumkehr, Depression mit Durchschlafstörungen und frühem Erwachen, Schizophrenie mit Einschlafstörung, Verfolgungswahn mit Angst vor Überfällen und Entzugsdelir;
- psychische: Angst, Ärger, Konflikte, gestaute Wut, Anregungsmangel, fremde Umgebung;
- medikamentös: aktivierende Antidepressiva, coffeinhaltige Mittel, Thyroxin, Piracetam, Diuretika oder Betablocker.

*Depression häufig*

### Hilfen:

Vertraute konstante Bezugsperson:
- schafft angenehme Bedingungen: Temperatur, Ruhe (evtl. Oropax), bequemes Bett, Dämmerlicht, saugfähige Nachtwäsche;
- hält Schlafrituale je nach Biografie ein, z. B. Einschlafmusik, bringt sie/ihn spät ins Bett, hält zu Entspannungsübungen an, lässt mittags nur ½ Stunde ruhen;
- beruhigt im Gespräch: Angst, Sorgen, Wahn, vermeidet Stress;
- ermüdet tagsüber mit Bewegung, Anregung oder Spielen;
- beseitigt Schmerzen, Atemnot, Juckreiz, Hunger und Durst;
- gibt warme Milch, Tee mit Honig oder Likör, bietet Fußbad oder Wickel an und reibt atemstimulierend ein;
- sorgt für Nachtkaffee statt Bettgitter;
- gibt pflanzliche Schlafmittel wie Baldrian, Hopfen, Melisse, Passionsblume, Johanniskraut, evtl. Antidepressiva und andere Schlafmittel (z. B. Zoplicon, Midazolam auf Arztanordnung für einen eingeschränkten Zeitraum).

*Angenehme Bedingungen schaffen*

*Schlafrituale*

*Pflanzliche Mittel*

## 1.1.21 Schreien

### Ursächliche Faktoren:

- körperliche: Schmerzen, Fixierung, Hirnschädigung, Inkontinenz, starker Juckreiz;
- psychiatrische: Angst bei Verfolgungswahn, Demenz oder Depression;
- psychische: sehr ängstlich, traurig, erregt, wütend, will Zuwendung erzwingen, auf sich aufmerksam machen, regrediert in Kindheit oder ahmt andere nach.

*Angst*

### Folgen:

Der Betroffene isoliert sich, wird abgesondert und beschimpft.

### Hilfen:

Vertraute konstante Bezugsperson:

Nach Ursache suchen

- sucht nach der Ursache und verabreicht ggf. Schmerzmittel;
- bietet Lieblingsessen/-getränk an, überprüft die Vorlage;
- gibt Zuwendung: reibt ein, massiert, bewegt, berührt ihn/sie nur, wenn er/sie nicht schreit;
- entspannt mit Liedern, Musik, Gebeten oder mit einem Haustier;

Kurz ignorieren

- lässt den Patienten kurz allein, ignoriert kurz, verlegt evtl., sorgt nachts für Dämmerlicht und legt evtl. Hörgerät an;
- lässt pflanzliche Sedativa oder Antidepressiva verordnen.

## 1.1.22 Selbstgefährdung

(☞ Suizid, Sturzneigung oder Nahrungsverweigerung)

## 1.1.23 Sucht- oder Abhängigkeitsverhalten

Beschafft sich Alkohol oder sein Beruhigungsmittel, sammelt Medikamente und Flaschen, hortet Essen oder kramt und versteckt seine Suchtmittel, auch Geld, ist misstrauisch.

### Ursächliche psychiatrische Faktoren:

- Medikamenten- oder Alkoholabhängigkeit;
- Demenz mit Gedächtnisverlust;
- Selbstbehandlungsversuch Depressiver und Schizophrener oft mit zusätzlichem Schlafmittel-Abusus.

### Hilfen:

Stationäre Entgiftung

- Suchtverhalten und Täuschungsmanöver konkret ansprechen;
- Abmachungen über Selbst- und Fremdkontrolle schriftlich treffen, bei Regelverletzungen Konsequenzen absprechen, z. B. Entzug von Lieblingsspeisen oder -Getränken;

Täuschung ansprechen
Abmachungen treffen

- klare Grenzen setzen, z. B. Eigentumsrechte der Mitbewohner;
- versuchen, zur Teilnahme an Selbsthilfegruppen zu motivieren;
- bei misstrauischem Verstecken Sicherheit geben: Urkunden kopieren und mit Geld oder Schmuck in Banksafe bringen, Post in abschließbaren Briefkasten, Geldbörse und Uhr lassen, Ersatzschlüssel beim Nachbarn hinterlegen, im Fall von Essenhorten nicht verderbliche Speisen anbieten;
- Anspruchshaltung aus Angst vor Liebesverlust ansprechen, geforderter Hilfe zuvorkommen, zur Selbsthilfe anregen und Angehörige einbeziehen;
- statt sich gegen Beschuldigungen zu verteidigen, gemeinsam in Mülleimer oder Wäsche suchen und Lieblingsverstecke herausfinden.

## 1.1.24 Suizidalität, Selbstgefährdung

(☞ Freitodhilfe und aktive Sterbehilfe)

Die Suizidalität ist in der präterminalen Phase alter Kranker erhöht, nicht mehr in den letzten Tagen und Stunden. Suizidfantasien können die Bedeutung haben, die Autonomie aufrecht zu erhalten ohne direkte, ernsthafte Selbstgefährdung.

### Wie ist die Suizidgefährdung einzuschätzen?

1. Risikogruppen sind:  *Risikogruppen*
   * unheilbar Kranke, Schmerz-, Krebs-, Suchtkranke, Pflegebedürftige;
   * Ältere Männer, die mit Suizid drohen oder bereits einen Suizidversuch unternommen haben;
   * Depressive: „Depression erkannt, Suizidgefahr gebannt!";
   * Angehörige eines Suizidenten;
   * Vereinsamte, die sich nach Verwitwung oder Pensionierung nutzlos fühlen;
   * Ältere in Krisen oder Konflikten in einer engen Beziehung.
2. Suizidale Entwicklung:  *Suizidale Entwicklung*
   Nach einer Ambivalenz (will ich leben/sterben?) kann der Gefährdete in der letzten Phase für Angehörige wichtige Hinweise geben, wenn er z. B. immer wieder mit Suizid droht und plötzlich nicht mehr davon spricht oder sich die Stimmungslage ohne Anlass bessert, weil er sich endgültig entschieden hat („Ruhe vor dem Sturm").
3. Suizidhinweise:
   * Präsuizidales Syndrom nach Ringel:  *Präsuizidales Syndrom*
     – Der Gefährdete ist eingeengt in der Situation, in zwischenmenschlichen Beziehungen („Ich sehe keinen Ausweg mehr") und in der Einschätzung: „Es ist alles wert- und sinnlos".
     – Er staut seine Aggressionen, bis er sie gegen sich selbst richtet: Aggressionsumkehr besonders bei Depressiven.
     – Der Gefährdete fantasiert von seinem Suizid oder träumt von Selbstvernichtung oder Katastrophen.
   * Unspezifische Hinweise sind nach Lauter: Wer einen Suizid ankündigt, damit droht, einen Abschiedsbrief schreibt, konkrete Vorstellungen über die Art äußert, die Zukunft nicht mehr plant, frühere Suizide oder Suizide in der Familie erlebt hat, ist gefährdet.
   * Hinweise aus der Depression: Die Kranken sind im Anfang und beim Abklingen, im Beginn einer Behandlung mit antriebssteigernden Antidepressiva, bei lang anhaltender Schlafstörung, bei Schuld-, Verarmungs- oder Krankheitswahn und bei gleichzeitiger Sucht oder anderer unheilbarer Krankheit gefährdet.
   * Hinweise aus den sozialen Bedingungen: Wer sich in einer Familie oder Gruppe, z. B. im Heim, unerwünscht, abgewertet oder verfolgt fühlt, ist ebenso gefährdet wie vereinsamte Ältere nach Aufgaben- oder Kontaktverlusten und mit Geldsorgen.

• Hinweise aus der Helfer-Beziehung: Wenn die Beziehung der Bezugsperson zum Schwermütigen nicht offen, weder wahrhaftig noch tragfähig ist, ist der Kranke gefährdet.

**Suizidabsichten**

Zehn Signale von Suizidabsichten nach SHNEIDMAN:
1. unerträglicher psychischer Druck oder Schmerzen;
2. frustrierte Bedürfnisse nach Sicherheit, Vertrauen, Liebe;
3. vergebliche Suche nach einer Lösung, Suizid als Ausweg;
4. Versuch, Erleben und Denken zum Schweigen zu bringen;
5. Hilf- und Hoffnungslosigkeit mit Kränkungsgefühl;
6. Einengung in alternativen Lösungen;
7. Ambivalenz: „Hilf mir, aber ich bin es nicht wert";
8. Verschenken von Dingen, Regelung von Angelegenheiten;
9. Einschätzung des Suizids als Kündigung statt als Abschied;
10. vorschnelles Aufgeben schon früher in der Biografie.

**Erhöhtes Risiko**

Erhöhtes Suizidrisiko ist anzunehmen (RAUSCH, 1991):
• wenn Suizidabsichten nur gegenüber Dritten geäußert werden;
• wenn der Betroffene mehr Gründe für das Sterben als für das Leben nennt;
• wenn Suizidgedanken länger dauern, täglich auftreten;
• wenn Schuldgefühle belasten, religiöse Bindung fehlt;
• wenn die Methode gut durchdacht und verfügbar ist;
• wenn er mutig und zur Durchführung fähig ist;
• wenn Vorbereitungen getroffen sind, wie z. B. Sammeln von Tabletten;
• wenn er gelassen und rational, ohne Gefühl argumentiert.

**Versteckte Hinweise**

Indirekte Äußerungen können versteckte Suizid-Hinweise sein:
„Ich falle jedem zur Last", „Ich mache das nicht mehr mit", „Meine Lage wird sich nie bessern", „Ich möchte, dass das alles aufhört", „Ich schaffe das nicht mehr", „Wenn ich nicht mehr da bin...", „Die werden noch sehen...", „Die am Friedhof sind zu beneiden", „Mein Leben ist sinnlos", „Manchmal möchte ich nur noch schlafen", „Einschlafen und nicht mehr aufwachen", „Es ist das Beste für meine Familie, wenn es mich nicht mehr gibt", „Vielleicht sehen wir uns nicht mehr", „Ich danke für Ihre Mühe, Sie haben alles versucht", „Man kann sich nicht einfach davonstehlen", „Ich hasse dieses Leben", „Wenn ich meinen Glauben nicht hätte, hätte ich schon aufgegeben", „Wenn ich nichts mehr schaffen kann, tauge ich nichts mehr", „Sie hat mich verlassen, ich bin ihr nichts mehr wert", „Mich mag keiner", „Dann ist es schon zu spät", „Es gibt einen anderen Weg", „Ich will einfach Ruhe haben, nichts mehr sehen und hören", „Leben Sie wohl" statt „Auf Wiedersehen".

**Fragen an Gefährdete**

Wenn Pflegende einen Suizid fürchten, sollten sie sich nicht scheuen, die Suizidgefahr mit Fragen offen anzusprechen:
• Haben Sie daran gedacht, sich etwas anzutun?
• Drängen sich solche Gedanken auf?
• Wie würden Sie es tun?
• Mit wem sprechen Sie darüber?
• Stehen Sie unter Druck oder Zwang („Tu' es!") und wie ernst ist Ihr Todeswunsch oder können Sie ihn aufschieben?
• Wer oder was hält Sie am Leben?

- Haben Sie Hoffnung oder Ressourcen?
- Haben Sie einen Suizid versucht, und wenn ja, wie?
- Entlastet Sie dieses Gespräch?

Selbstgefährdendes Verhalten kann Suizidalität verdecken:
(☞ Nahrungsverweigerung)
- wenn Depressive die Nahrung oder Arzneimittel verweigern oder sammeln;
- wenn Verwirrte weglaufen oder sich fallen lassen;
- wenn Wahnkranke sich verfolgt oder vergiftet fühlen;
- wenn Suchtkranke Medikamente unkontrolliert einnehmen.

Zeichen akuter Suizidgefahr (nach Hautzinger, 1998):
- der Depressive distanziert sich nicht von Suizidgedanken;
- er wirkt ausgesprochen hoffnungslos, ohne Zukunftsperspektive;
- er hat sich zurückgezogen, reagiert nicht auf Gespräche;
- er hat Konflikte nicht gelöst;
- er reagiert gereizt, aggressiv, unruhig, mit wenig Impulskontrolle;
- er ist suchtkrank oder psychotisch;
- er unternahm einen Suizidversuch mit harter Methode;
- er hat ein Arrangement getroffen, das eine Auffindung erschwert.

*Akute Suizidgefahr*

Einschätzung der Verzweiflung bei Suizidgefahr:
- aus der Vorgeschichte: In der Familie ist Depression, Suizid oder Sucht gehäuft vorgekommen. Ein alter Mann lebt getrennt oder allein, ist verwitwet oder wurde früh arbeitslos, ist durch Verluste, Beziehungsabbruch, Umzug oder Strafe belastet;
- aus der Persönlichkeit: Der Gefährdete ist impulsiv, aggressiv, unflexibel und pessimistisch eingestellt;
- aus der Krankheit: Der Gefährdete ist schwer depressiv mit Schuldwahn, suchtkrank, verwirrt und hat früher bereits Suizidversuche unternommen;
- aus den Umständen: Er fühlt sich gekränkt, klagt sich als Versager an, ist hoffnungslos, erschöpft, schlaflos, unruhig, depressiv, verzweifelt und zieht sich zurück;
- aus der aktuellen Situation: Der Gefährdete kündigt einen Suizid an oder plant ihn konkret, gibt Sachen weg, schreibt einen Abschiedsbrief oder verhindert seine Entdeckung.

*Einschätzung der Verzweiflung*

## Wie ist ein Suizid im Alter zu verhindern?

Noch ist wissenschaftlich nicht nachgewiesen, welche Maßnahmen suizidprophylaktisch wirksam sind. Die Beziehung hat eine größere Bedeutung als Medikamente oder bestimmte Therapieverfahren, z. B. „Für Dich will ich noch leben".

Erste Hilfe bei Suizidgefahr:
- Gefahr offen ansprechen: „Wollen Sie das?" „Wie und wann würden Sie es tun?";
- Sich Zeit nehmen und zuhören statt nach „warum?" ausfragen;
- „Was wünschen Sie sich statt dem Tod?" „Was hält Sie am Leben?";
- „Wer kann Ihnen helfen, bei Ihnen bleiben?" Nie allein lassen!

*Erste Hilfe*

- Stellvertretend Hoffnung geben, zum Arzt vermitteln!
- Gefühle wie Ärger, Wut, Klagen, Vorwürfe zulassen!
- Telefon-Nr. geben: Notruf 110, Telefonseelsorge 0800-1110111.

<table>
<tr><td>Krisenintervention</td><td></td></tr>
</table>

Krisenintervention Krisenintervention ist die wichtigste Suizidvorbeugung.
Konstante, möglichst vertraute Bezugsperson hilft:
- Sie nimmt Krisen-Symptome wahr und als Not ernst:
  - körperliche: Atemnot, Zittern, Schweißausbrüche, Unruhe;
  - psychische: er/sie ist rat-, hilflos, gespannt, ängstlich;
  - soziale: er bricht die Kommunikation ab, zieht sich zurück;
- Sie denkt an die Suizidgefahr und erkennt die Not!
- Sie baut eine tragfähige Beziehung auf, nimmt Drohungen ernst und akzeptiert den Lebensmüden bedingungslos:
  - nimmt sich Zeit, lässt ihn aussprechen: „Ich höre zu!";
  - baut Brücken, bietet sofort und regelmäßig engmaschig Einzelgespräche in guter Atmosphäre an, spricht Termine ab, die sie verlässlich einhält;
  - entlastet von Gefühlsdruck, versucht, ihn einfühlend zu verstehen, nicht zu bewerten, hilft ihm, zu weinen, Schmerzen, Schwächen und Wut zu zeigen und ermöglicht Trauer-Rituale, positive Erfahrungen mit dem Körper, mit Musik, mit Entspannung und Fantasiereisen;
  - klärt den kränkenden Anlass, den Auslöser der Krise, wer mitbeteiligt ist und ob die kränkende Person einzubeziehen ist;
- Sie fragt, ob sie berühren, umarmen, die Hand halten darf;

Suizidgefahr offen ansprechen
- Sie spricht die Suizidgefahr offen an und fragt direkt danach, ob und wie konkret ein Suizid geplant ist und ob eine Rettung einkalkuliert ist;
- Sie sucht nach einem Sinn der Suizidgedanken: will der Verzweifelte nur Ruhe, appelliert er, ruft er um Hilfe oder will er erpressen? Lebt er in einer unerträglichen Situation, leidet er an einer schweren Krankheit und sieht die Zukunft sinnlos? Wozu will er Hand an sich legen?

Stellvertretend hoffen
- Sie sorgt für „sichernde Fürsorge" und hofft stellvertretend;
- Sie kann Verträge mit dem Gefährdeten abschließen, z. B. „Ich verspreche, bis morgen am Leben zu bleiben, alle Möglichkeiten zu nutzen, egal, wie ich mich fühle. Ich kann jederzeit jemanden anrufen".
- Sie bittet darum, eine Pro-und-Contra-Liste zu erstellen und Fragen zu beantworten wie: „Wie geht Ihr Leben weiter?";

Bisherige Lösungsversuche
- Sie erkundet, welche Lösungen der Verzweifelte bereits versucht hat und welche Möglichkeiten er hat, sich selbst zu helfen oder andere Hilfe zu suchen und Rahmenbedingungen zu verändern;
- Sie sucht nach alternativen Lösungen statt ihn einzuweisen und erstellt einen Hilfsplan mit dem Betroffenen und nicht für ihn;
- Sie erarbeitet kurzfristige Ziele, z. B. sich von der Krise zu distanzieren, die Beziehung zu klären, die Symptome zu erleichtern, Alternativen im Verhalten und in der Beziehung zu suchen. Sie bespricht mit dem Betroffenen bis wann er was, wie und womit durchzuführen bereit und fähig ist. Welche Hilfssysteme, Kontakte und Bezugspersonen sind zu mobilisieren?
- Sie stellt mit ihm übergeordnete Ziele auf, um das Selbstwertgefühl wieder aufzubauen und Alternativen in der Selbsthilfe zu erproben;

- Sie bringt sich als Person ein, relativiert sich selbst als Reflexionshilfe, lässt die Krise offen, vermeidet Ratschläge, Drohungen und sucht selbst nach Hilfe;
- Sie zieht Bezugspersonen mit ein und klärt Bindungen;
- Sie informiert Mitarbeiter, Angehörige, den Betreuer, den Psychiater, der über Sedierung und Einweisung entscheidet;
- Sie schlägt einen Seelsorger vor, um Vergebung zu vermitteln;
- Sie überwacht die Einnahme von Medikamenten und dokumentiert deren Nebenwirkungen;
- Sie setzt sich für Nachsorge durch Psychotherapeuten und Sozialarbeiter ein, um mehr Selbsthilfe zu aktivieren.

*Bezugspersonen einbeziehen*

WEDLER fasst die Krisenintervention in sieben Schritten zusammen:
1. frühzeitig Kontakt aufnehmen und akzeptieren;
2. den Gefährdeten aussprechen lassen, zuhören;
3. soziale Beziehungen wiederherstellen;
4. psychosoziale Situation und Krise klären;
5. zur Weiterbehandlung motivieren und vermitteln;
6. in das psychosoziale Bezugssystem einordnen und
7. die Helferrolle relativieren.

Wann ist eine Klinik- oder Zwangseinweisung zusammen mit dem sozialpsychiatrischen Dienst zu erwägen?

*Klinikeinweisung*

1. nach einem vollzogenen oder wiederholten Suizidversuch;
2. wenn der Betroffene nicht spricht, z. B. bei depressivem Stupor;
3. wenn er mit erweitertem Suizid droht (Fremdgefährdung!);
4. wenn eine Bezugsperson oder andere Hilfen fehlen;
5. wenn die Herausnahme aus dem Krisenfeld hilft.

Therapie der Suizidgefahr bei depressiven, alten kranken Menschen:

*Therapie der Suizidgefahr*

1. Krisenintervention in der Krise
2. Verhaltenstherapie in Gruppen ist für Depressive auch in Altenheimen möglich.
3. Medikamente:
   - bei Depression dämpfende Antidepressiva (keine trizyklischen Antidepressiva, damit begehen 75 % einen Suizid, die 6-fache Tagesdosis ist tödlich, „Suizid auf Rezept");
   - Risperidon bei unmittelbarer aggressiver Drohung;
   - Diazepam kurzfristig bei ängstlich-agitiertem Verhalten.
4. Versorgung:

*Versorgung*

   - ambulant zusammen mit Angehörigen im Kriseninterventionszentrum;
   - stationär: eventuell gegen den Willen des Betroffenen bei akuter Suizidgefahr zur Entgiftung auf der Intensivstation oder in einer psychiatrischen Klinik;
   - Nachsorge durch Hausarzt, Sozialarbeiter, Beratungsstellen.

*Nachsorge*

5. Selbsthilfe mit Telefonseelsorge Nr. 0800-1110111 und der „Hilfe zum Weiterleben" in Detmold, Nr. 05231-32984.

Fehler macht, wer Trennungsängste z. B. am Wochenende oder im Urlaub übersieht, sich provozieren lässt, weil er den Gefährdeten ablehnt, sein Bagatellisieren mitmacht, Aggressionen zu stark betont, sich nach einem Vertrag sicher fühlt und die Krise ungenügend klärt.

### Was sollte vermieden werden?

Vermeiden

1. Vor einem Suizid:
   • direkte Fragen nicht zu stellen, Vorwürfe zu machen, Rat „schläge" zu geben;
   • Problem oder Appell des Lebensmüden zu verharmlosen;
   • an seinen Willen zu appellieren, nach eigenen Normen zu argumentieren.
2. Nach einem Suizidversuch:
   • schnelle Lösung zu suchen und Kränkungen zu übersehen;
   • den Suizidversuch zu bagatellisieren, als Krankheit zu deuten;
   • durch Nichtbeachten zu bestrafen, Provokation persönlich zu nehmen;
   • Krisensituation und Selbsthilfefähigkeit zu vernachlässigen.

### Was ist nach einem Suizid sinnvoll?

Nach einem Suizid

Wenn möglich, den Betroffenen wiederbeleben und Arzt rufen. Ist dies nicht mehr möglich, Zimmer abschließen bis zur Kripo-Ermittlung. Im Heim brauchen Pflegende Supervision, um die Verantwortung zu klären. Sie achten auf schweigsame Bewohner, weil Anschluss-Suizidalität droht, verdoppeln die Nachtwache, ermöglichen Abschied und Trauer.

Sie begleiten Angehörige mit Gesprächen in den ersten Wochen. Trauer nach einem Suizid ist die schwerste Trauer, d. h., dass auch die Angehörigen suizidgefährdet sein können.

## 1.1.25 Umtriebigkeit, Unruhe

☞ Antriebssteigerung

## 1.1.26 Verwirrtheitszustände, Desorientierung

☞ auch Delir

Auswirkungen einer Demenz

Merke: Manche Menschen mit Demenz sind im letzten Jahr räumlich, zeitlich, situativ und zur Person desorientiert, völlig hilflos und total von den Pflegenden abhängig. Das Gedächtnis ist bis auf die Kindheit erloschen, sie sprechen nur noch wenig oder wiederholen ständig, weil sie die passenden Worte nicht mehr finden und Angehörige nicht mehr erkennen oder mit Verstorbenen reden. Sie verhalten sich wie ein Kleinkind, haben einen ständigen Drang zu gehen, schaukeln, jam-

> mern, schreien, lärmen oder kreischen, werden aggressiv gegen die Pflegenden, wenn sie bei Schmerzen oder aus Angst Halluzinationen oder einen Bestehlungswahn entwickeln. Sie sind meist im Heim schwer pflegebedürftig (Pflegestufe II).

## Ursächliche Faktoren:

- Körperliche:
  - akut im Delir ☞ Seite 24;                                                    Delir und Demenz
  - chronisch fortschreitende Demenz: primäre Demenz bei Morbus Alzheimer, Lewy-Body- und Multi-Infarkt-Demenz; sekundäre Demenz bei Sauerstoff- oder Vitamin-$B_{12}$-Mangel, bei Hypoglykämien, Unterernährung, Medikamenten- und Alkohol-Abhängigkeit (Korsakow), schwerer Depression und Schilddrüsenunterfunktion.
- Psychische:
  - Angst, kontrolliert, erniedrigt, verlassen, verwirrter zu werden,           Angst
    räumlich wie im Nebel nicht nach Hause zu finden, die Zeit verloren zu haben, überfordert und bedroht zu sein (Fremde ziehen mich aus), die Identität zu verlieren, im Chaos nichts mehr zu verstehen, von anderen abgelehnt zu werden;
  - Scham, zu versagen oder Ausscheidungen und Aggressionen nicht mehr kontrollieren zu können;
  - Angst, Kränkungen und Abwertungen zu erleben;
  - Trauer über die Verlustballung, die als Bedrohung kaum zu bewältigen ist, da sich der Patient nicht nützlich machen kann;
  - Sehnsucht und Bedürfnis nach Sicherheit, Geborgenheit, Liebe, Zugehörigkeit, Wertschätzung und Identität bleiben bis zuletzt.
- Geistige: Verwirrtheit durch eine Sinnkrise:                                   Sinnkrise
  - in der Werte-Diskrepanz-Krise bei widersprüchlichen alten und neuen Sauberkeits- oder Hygiene-Normen;
  - in der Kommunikationskrise, nicht verstanden zu werden;
  - in der Selbstwertkrise, ohne Aufgabe eine Last zu sein;
  - in der Bedrohungskrise, auf den Tod zu warten.
- Soziale: Verwirrtheit durch Beziehungsstörungen;                              Beziehungsstörungen
  - mit Angehörigen, die in der Machtumkehr mit dem total abhängigen Kranken überfordert sind oder aus Schuldgefühlen überfürsorglich helfen und ihn infantilisieren;
  - mit Pflegenden, die bei eigener Betroffenheit ihre Angst mit Distanzritualen oder Routinepflege abwehren.

## Folgen der kognitiven und Verhaltensstörung bei Demenz:

- Kranke regredieren in die Kindheit, projizieren eigenes Versagen auf         Regression
  Angehörige oder Pflegende und beschuldigen diese, gestohlen zu haben, oder laufen weg, schreien oder werden aus Angst aggressiv, weil sie sich bedroht fühlen;
- Angehörige sind überfordert und können im Hilflosigkeits- und Sterbensstadium nur mit fremder Hilfe pflegen;
- Pflegende brennen in der rationalisierenden Helferrolle aus;
- Mitbewohner oder Nachbarn lehnen ab aus Angst vor Ansteckung;

- die Gesellschaft entwickelt Vorurteile, stigmatisiert diese Personen oder tendiert zu aktiver Sterbehilfe aus Kostengründen. Soziale Euthanasie (Seite 133) kann Realität werden.

Verändertes Erleben

Verwirrte erleben Sterben oft anders als Nichtverwirrte:
- ihr Denken stirbt jahrelang vorzeitig in langem Abschied;
- das Siechtum nimmt zu mit Inkontinenz, Dekubitus und Schluckstörungen mit Aspirationsgefahr, d. h. Husten;
- sie erleben Schmerzen, Atemnot, Übelkeit dramatischer, weil sie sich diese Symptome nicht erklären können, sodass Angst und Einsamkeit belasten;
- Tage oder Stunden vor dem Sterben sind einige auffallend klar und orientiert;
- sie wollen lebenssatt, nicht lebensmüde und versöhnt sterben;
- das Gehör ist in der Endphase geschärft, sodass sie von Äußerungen betroffen sind, weil sie für Beziehungen sensibilisiert sind und mehr verstehen als wir ahnen;
- sie spüren die Hilf-, Sprachlosigkeit und Überforderung der Pflegenden, sodass sie ihre Lage aussichtslos erleben;
- sie protestieren gegen das Sterben in der Klinik oder im Heim und wollen dringend nach Hause, weil sie bedürftiger nach Liebe sind als andere; aber einige Angehörige wünschen ihnen den baldigen Tod, wenn sie aggressiv reagieren.

Bedürfnisse

Verwirrte Sterbende brauchen
- vertraute Angehörige;
- vertraute Tagesstruktur, d. h. jeden Augenblick ohne Hektik;
- vertraute Umgebung, jede Verlegung verwirrt;
- vertraute Stimme der konstanten Lieblingsperson, die Blicke, Gesten, Mimik, versteckte Zeichen und Bedürfnisse, Veränderung und die Reaktion anderer beachtet und versteht, echten und verlässlichen Halt gibt, die sterbende Person ernst nimmt, ihr zuhört, schweigt oder wahrhaftig erklärt und tröstet, wenn sie es wünscht;
- mehr emotionale Nähe, dass Angehörige mitleiden, mitempfinden und mitweinen;
- nonverbale Zuwendung durch eine Bezugsperson, die die Hand stützt oder umarmt;
- erfahrene Begleiter, die sich Zeit nehmen, sich ablösen und sich helfen lassen;
- religiösen Halt mit Gebeten, Liedern oder Rosenkranz.

## Qualitätsmanagement in der Palliativpflege Verwirrter

Wohlbefinden und Autonomie

Ziel ist es, die Menschenwürde, das Wohlbefinden und die Autonomie in den ATLs und in der Beziehung zu konstanten Bezugspersonen bis zuletzt zu erhalten, indem sich alle Begleiter bemühen um:
- Empathie: einfühlend zu verstehen versuchen;
- Akzeptanz: vorbehaltlos mit Respekt wertschätzen;
- Kongruenz: wahrhaftig bleiben mit Ich-Aussagen.

Die Autonomie, seinen Willen zu behaupten, gilt als wichtigstes Qualitätsmerkmal in der Sterbebegleitung, auch von Verwirrten.

- Strukturqualität bedeutet Bezugspersonenpflege in kleiner Wohngruppe oder Hausgemeinschaft, evtl. mit Einzelzimmer und der Sicherheit, nicht verlegt zu werden; der Sterbende bestimmt, was für ihn eine angemessene Umgebung ist, z. B. Getränke, Bettwäsche, Bilder, Blumen, Kerze oder Lieblingsmusik. Angehörige brauchen ein Gästezimmer und Abschiedsrituale.
  Die Sparpolitik verhindert z. T. den Einsatz von verfügbaren ausgebildeten und belastbaren Mitarbeitern.
- Prozessqualität bedeutet eine ganzheitliche, das Wohlbefinden fördernde Prozesspflege, die an den individuellen Prozess des Sterbens angepasst ist. Palliativpflege zur Sterbebegleitung wird wichtiger als der Dienstplan. Eine Fachpflege-Bezugsperson plant und dokumentiert die Pflege und unterstützt oder entlastet durch Gespräche die Angehörigen, die die Bedürfnisse im Alltag besser kennen als Sterbe-Spezialisten. Aber nur der Sterbende bestimmt, wer ihn begleiten soll. `Individuelle Palliativpflege`
- Ergebnisqualität bedeutet Zufriedenheit des Sterbenden, der Angehörigen und der Pflegenden.
  Verwirrte Sterbende haben ein Recht
  – auf Hoffen und Wahrhaftigkeit, die Liebe ausdrückt und befreit;
  – auf individuell einmaliges Leben bis zuletzt;
  – auf Selbstbestimmung, wie und wo sie sterben möchten.

## Voraussetzungen einer ganzheitlichen Palliativpflege

- Grundhaltung: Pflegende `Persönlichkeit wahrnehmen`
  – nehmen die Persönlichkeit wahr, lernen sie aus der Biografie kennen und verstehen einfühlend das jetzige Verhalten;
  – wertschätzen und akzeptieren den Menschen, so wie er ist;
  – bleiben wahrhaftig, echt, ehrlich und kongruent.
- Suchhaltung gegenüber der subjektiven Welt; sie versuchen `Suchhaltung`
  – Selbstbestimmung und Wohlbefinden zu erhalten;
  – den Patienten aus Lebensenttäuschungen und aus der Reaktion der Angehörigen und der Pflegenden zu verstehen;
  – vertraute Beschäftigungen anzubieten und so zu reaktivieren;
  – eine sichere und fördernde Umgebung, Lebenswelt zu schaffen;
  – ihre Beziehung zwischen mütterlicher Pflege und Distanz oder Hektik zu reflektieren.
- Normalität: Pflegende gestalten die Beziehung so normal wie möglich und die Pflege individuell flexibel. `Normalitätsprinzip`
- Konstanz oder Stetigkeit von `Konstanz`
  – zwei Bezugspersonen, die sicht- oder hörbar schützen;
  – Kontakten und Zuwendung in kleinen Wohngruppen oder in einer Hausgemeinschaft;
  – Pflegeabläufen, Tagesstruktur und Zimmer mit der Sicherheit, nicht verlegt zu werden.

## Die Persönlichkeit des verwirrten Menschen kennen lernen

Biografiearbeit **Biografiearbeit oder Erinnerungspflege**

Die Lebensgeschichte wird zur Krankengeschichte oder die psychische Veränderung ist ein Knotenpunkt enttäuschter Lebensentwürfe oder eine sinnvolle Reaktion in der Biografie.

- Ziele: Bedürfnisse, Verhalten, seine Ressourcen zu verstehen, Kommunikation, Respekt, Identität, Geborgenheit und Integrität zu erhalten und sich nützlich zu machen mit vertrauter Beschäftigung;
- Formen: In einem strukturierten Lebensrückblick (life review) Erlebnisse positiv bewerten, über Verluste trauern, sich versöhnen;
- Anlass zur Biografiearbeit sind Feste und Abschiede; dabei sind Angehörige Übersetzungs- und Verständnishilfen.
- Hilfsmittel: Biografie-Blatt mit Daten, Gewohnheiten, Interessen, Zeitleisten (www.weltchronic.de), Lebenskurve, Lebensuhr oder Lebensbaum, Fotos aus dem Familienalbum in einem Stammbaum angeordnet, Ersatzstücke, Kalenderbilder, alte Musik, Antiquitäten vom Flohmarkt, Erinnerungstafel oder -zimmer (mit Geschirr, Bildern aus der Kaiserzeit), Erinnerungskoffer, -beutel (mit Nähzeug, Gürtel, Ölen, Büchern, Schallplatten), Schatzkästchen (mit Puppe, Postkarten, Kernseife), Lebensbuch (gesammelte Klarsichthüllen mit Briefen, Tagebuch, Dokumenten, Urkunden oder Zeitungsausschnitten), Senioren Online (mit SOL-Mailingliste). Bei der Grundpflege Erzähltes kann mit Tonband festgehalten werden (wenn der Betroffene zustimmt), Video-Respite (Video z. B. von den Enkelkindern). Unerledigtes kann Scham auslösen und darf nicht ausgefragt werden. Für unter Verschwiegenheit Erzähltes besteht Schweigepflicht.
- Reminiszenz-Therapie REM nutzt Erinnerung zur Orientierung, z. B. wie frühere Lebenskrisen bewältigt wurden.
- Selbsterhaltungs-Therapie SET nach Romero reaktiviert selbstnahes Wissen durch wiederholtes Erzählen und externes Gedächtnis mit Fotos, vertrauten Möbeln, mit Vorlieben und mit gemeinsamen Erlebnissen.
- Das Psychobiografische Pflegemodell nach BÖHM orientiert sich an den sieben GDS-Reisberg-Stadien:
  - keine Einbußen: noch lernen mit rationalen Gesprächen;
  - sehr milde Einbußen: an Wirtshausgespräche („Mutterwitz") erinnern;
  - milde Ausfälle: an soziale Grundbedürfnisse und z. B. an Kochrezepte anknüpfen;
  - mäßige Demenz: Eigenarten und alte Rituale ernst nehmen;
  - mäßig schwere Demenz: mit Motiven, z. B. nach Macht, arbeiten;
  - schwere Demenz: Märchen, Aberglaube und religiöse Bräuche ermöglichen einen Zugang;
  - sehr schwere Demenz: nonverbale Kommunikation, Hautkontakt oder Gerüche werden noch verstanden.

### Die Persönlichkeit durch Kontakt kennen lernen

Jede Pflege ist Kommunikation!  Pflege ist Kommunikation

- Verbale Kommunikation z. B. in der Validation:  Verbale Kommunikation
  - langsam beruhigend und deutlich in kurzen Sätzen reden und Blickkontakt halten;
  - jede Pflege erklären, mit Gesten und Gebärden vormachen;
  - Der Patient entscheidet, wieviel, wann er was von wem hören will;
  - nie auf den Patienten einreden, argumentieren, widersprechen, kritisieren, befehlen; keine W-Fragen stellen, Humor einsetzen, „nein" und double-bind-Kommunikation vermeiden.
- Nonverbale Kommunikation als Symbolsprache kann als Heilmittel  Nonverbale Kommunikation
  nachhaltiger wirken als Worte und verrät, ob Worte echt sind. Verwirrte Sterbende teilen sich oft nur durch die Symbolsprache mit. Pflegende zeigen Bereitschaft, wenn sie mit offenen Armen vor den Kranken treten. Nur eine konstante Bezugsperson ist sensibel für die Körpersprache, denn Gefühle spiegeln sich im Gesicht wieder, z. B. Lachen, Weinen.

  Verwirrte Sterbende sind wie Komatöse dialogfähig: sie reagieren mit Beschleunigung von Puls und Atmung, mit Muskelanspannung, Schweißausbruch oder Abwehrbewegung, wenn eine unsympathische Pflegende ans Bett tritt.

  a) Basale Stimulation dient der Kommunikation mit allen Sinnen.  Basale Stimulation
     Sinnesarbeit resensibilisiert, remotiviert und erfordert Zeit.
  b) Mit Berühren jede Pflege beginnen und beenden und dabei im Gesichtsfeld bleiben.
     - Berühren bleibt der einzige Kommunikationskanal zu Komatösen und zu verwirrten Sterbenden;
     - Tasten ist im Leben die erste und letzte Sinneswahrnehmung;
     - Beziehung entscheidet, ob, wie und wo Pflegende berühren, wenn sie Angst-Abwehr beachten und nicht routinemäßig berühren;
     - Berühren bestätigt Akzeptanz;
     - Berühren ist fürsorglich und vermittelt Geborgenheit, wenn die Hand gestützt oder aufgelegt wird, die Arme gestreichelt, die Haare gekrault und der Sterbende umarmt wird oder Pflegende mit ihm im gleichen Rhythmus atmen. Wer nicht berührt wird, fühlt sich nicht mehr liebenswert.
  c) Einreiben oder Massieren, auch Tellington Touch drücken Zärtlichkeit aus, ohne die Rollendistanz zu verletzen. Einreiben und Massieren im Atemrhythmus wirken heilend, da  Zärtlichkeit
     - das Wohlfühl- oder Beziehungshormon Oxytocin erhöht wird;
     - Angst und Aggression beruhigt, Stimmung und Gedächtnis auch bei verwirrten Sterbenden gebessert werden;
     - die Endorphine gesteigert werden, sodass Schmerzen und Verspannung nachlassen;
     - Wachstumshormon, Insulin, das Immun-System und die Durchblutung angeregt werden;
     - die Stresshormone, Blutdruck und Puls sinken.

Personenzentrierte Pflege:

**Personenzentrierte Pflege**

die Person steht im Mittelpunkt

- **Körperliche Pflege** einfühlsam und behutsam durchführen:
  - Jede Pflege ist Begegnung bei regelmäßigem Lagern, Betten, Kissenrichten, Waschen, Mundpflege oder basaler Stimulation;

Das **Wie** der Pflege
  - Das **Wie** der Pflege ist wichtiger als das **Was**;
  - Bedürfnisse und Wünsche erfüllen, z. B. Frischluft, Rauchen;
  - Intimsphäre wahren, Prophylaxen durchführen, nie anstrengen;
  - Hand halten und stützen, mit dem Patienten atmen beruhigt;

Bewegen
  - zu rhythmischer Bewegung mit Tanz, Gymnastik anregen und laufen lassen. Kinästhetik unterstützt Bewegung, verbessert die Körperorientierung, verringert Schmerz und Abwehrhaltung, baut auf Interaktion auf und setzt Zug und Druck als Kommunikationsmittel ein;

Süßigkeiten zulassen
  - Hinsichtlich der Ernährung die Vorliebe dementer Menschen für Süßigkeiten zulassen, da ein erhöhter Blutzucker ungefährlicher ist als Unterzuckerung, Unterernährung bei hohem Energieumsatz durch den Bewegungsdrang verhindern, um einem Mangel an Eiweiß, Vitamin B und E, an Selen oder Zink vorzubeugen; denn dieser Mangel fördert Unruhe, Aggression, Depression und Widerstandslosigkeit;
  - Entspannen und genießen lassen mit Bädern, Atem- und Entspannungsübungen;
  - Medikamenten-Nebenwirkung dokumentieren;

Antidementiva
  - Antidementiva: bei Alzheimer helfen Memantine, Galantamin und Ginkgo noch etwas, die Acetylcholin-Abbau-Hemmer (Aricept®, Exelon®) sind im letzten Lebensjahr wenig wirksam, bei Multi-Infarkt-Demenz sind ASS oder Ginkgo hilfreich.
  - Medikamente gegen Verhaltensstörungen: bei Angst einmalig Lorazepam in kleiner Dosis, bei Depression Johanniskraut oder Sertralin, bei Wahn Melperon, bei Aggressivität Magnesium, Baldrian, evtl. Risperidon;
  - hohen Blutdruck und Diabetes sorgfältig einstellen lassen.
  Ein multidisziplinäres Team in der Palliativpflege:
  - erhält Würde und selbstbestimmtes Leben des Verwirrten;

Symptomlinderung
  - lindert quälende Symptome mit Zuwendung (high touch/low tech) z. B. Unruhe, Angst, Luftnot, Schweiß, Schluckprobleme, Erbrechen, Juckreiz und vor allem Schmerzen, auch wenn Verwirrte manchmal weniger als andere darüber klagen, sind Schmerzen aus Körperhaltung und Mimik zu vermuten, denn sie leiden am meisten an psychischen Schmerzen;
  - hilft Angehörigen schon bei vorwegnehmender Trauer.

Psychische Pflege
- **Psychische Pflege** in der Grundhaltung des einfühlenden Verstehens, des ehrenden Akzeptierens und Echtbleibens.
  - Selbstachtung kann der Verwirrte in der Selbsterhaltungstherapie nach Romero SET erleben;
  - Realitätsorientierungstraining ROT ist bei beginnender Demenz z. B. mit Orientierungstafeln und Hinweisschildern sinnvoll; per-

sönliche Orientierung, d. h. mit Namen oder Vornamen ansprechen, erfordert die Achtung bis zuletzt;
- Musiktherapie mit Singen alter Lieder, Rhythmusklatschen bei Hören z. B. alter Schlager macht Freude;
- Kunst-Therapie kann Interessierten helfen;
- Logopädie kann den Sprachzerfall etwas aufhalten;
- verhaltenstherapeutisches Training VT erhält die Selbsthilfe in den ATLs, Selbsthilfe im Alter (SIMA) übt Gedächtnis und Bewegung, fördert Kontakte bis zuletzt;    Selbsthilfe
- einer vertrauten Beschäftigung nachgehen im Sinne der Reaktivierung in der Ergotherapie können auch noch verwirrte Sterbende: Ergotherapie
  Ziel der Beschäftigung ist es, die Restkompetenzen zu erhalten und Erfolgserleben zu vermitteln. Die 10-Min-Aktivierung, z. B. mit Erinnerungsbeuteln oder Gruppenarbeit im Haushalt, beim Werken, bei Blumen- oder Haustierpflege, verbessert die Biografiearbeit. Folgende Regeln sind zu beachten:
  - erst entspannen;
  - den Menschen mit Demenz ermutigen, ihm etwas zutrauen;
  - die Aufgaben einfach erklären, vormachen und die ATLs geduldig üben und jede Aufgabe in Teilschritte zergliedern;
  - jeden kleinen Erfolg loben und Fehler ignorieren.
- Prätherapie nach den Grundsätzen der Gesprächstherapie reflektiert im Kontakt mit Verwirrten die Körpersprache wie Mimik und Haltung je nach Situation mit einfühlendem Verstehen, bedingungsloser Akzeptanz und Echtheit.
- Erlebnisorientierte Pflege oder Türen öffnen (Mäeutik nach van der Kooij) will:    Erlebnisorientierte Pflege
  - demente Menschen intuitiv gefühlsmäßig erfahren in ihrer Not, Angst oder Einsamkeit und Sinnlosigkeit, aber auch eigene Spannungsfelder (z. B. Grenzen zu setzen) ansprechen;
  - das Wohlbefinden und Erleben eines Du, der Natur, Musik, Kunst oder Religion im Hier-und-Jetzt fördern;
  - basale Stimulation, Validation, Singen, Humor, 3 Z-Pflege (Zuwendung, Zärtlichkeit und Zeit), Zulächeln, Umarmen, Einreiben, Massieren oder Handauflegen integrieren.

**Emotionale Begleitung** verwirrter Sterbender:
- letzten Wunsch erfüllen, schmerzfrei zu sterben, zu Hause nicht alleine lassen, Abschied nehmen lassen und für Ruhe sorgen;
- wertschätzen und akzeptieren, wie der Patient reagiert;    Wertschätzen
- wechselnde Gefühle wie Schuld, Scham, Angst, Kränkung, Wut und Verzweiflung ansprechen; Abwehr wie Verleugnung oder Rückzug und Spielen mit einer Puppe oder einem Stofftier zulassen;
- individuelles persönliches Sterben ermöglichen: den Sterbenden als Person und seine Selbstbestimmung über den Tod hinaus achten;
- Sinnkrise bei Zeitdruck mit einfühlendem Verstehen auffangen und zur Lebensrückschau der positiven Gipfel und unerledigten Geschäfte in der Biografie ermutigen.

Spirituelle Begleitung

- **Geistig-spirituelle, sinnorientierte Begleitung** anbieten:
  Seelsorger:
  - sprechen biografisches Gottesbild und Leben nach dem Tod an, hoffen auf Vergebung und setzen sich für Versöhnung ein, denn Liebe überwindet Schuld und endet nie und Sterben ist keine Strafe;
  - lassen Hiob-Klage zu: „Warum gerade ich, gerade jetzt?";
  - suchen nach Sinn, statt sich als Last zu empfinden;
  - erhalten Hoffnung in biblisch-therapeutischer Seelsorge: begegnen dem alten Kranken als Mensch, wertschätzen ihn, verstehen einfühlend, besuchen regelmäßig, trösten, singen, beten mit ihm, lassen alte Rituale erleben, z. B. mit Rosenkranz oder geben Krankensalbung.
- **Soziale Hilfen, Kontakte fördern**

Beziehungspflege

  - Bezugspersonenpflege ist ein individuell unterschiedlicher Dialogprozess und nicht in Minuten mess- oder standardisierbar wie Funktions- oder Routinepflege:
    Zwei konstante und vertraute Bezugspersonen
    - bleiben sicht- oder hörbar;
    - begegnen dem Sterbenden partnerschaftlich von Mensch zu Mensch;
    - normalisieren die Beziehung, bleiben echt und glaubwürdig;
    - erhalten seine Autonomie und Würde „Was möchten Sie, dass ich für Sie tue?";
    - ordnen letzte Dinge und leiten Denken aus Vergangenheit ins Hier und Jetzt;
    - planen die Pflege mit dem Sterbenden zusammen, erklären und ermutigen zur Selbstpflege, besonders im Intimbereich;
    - lassen ihn entscheiden, wer, wieviel an Wahrheit mitteilt;
    - lassen Schweigen und Wut zu, überhören Vorwürfe und halten sie aus, ohne gekränkt zu sein;
    - nehmen eigene Gefühle wahr;
    - belohnen richtige Reaktion und lindern Symptome mit mehr Zuwendung, Zärtlichkeit und Zeit (3-Z-Pflege);
    - sprechen mit Begleitern und Angehörigen und entlasten sie;
    - kooperieren und schützen sich durch Eigenliebe vor Burnout.

Positive Personenarbeit

**DCM Dementia Care mapping** oder Positive Personen-Arbeit nach Müller-Hergl besagt: Demente Personen als Behinderte sind auch im letzten Lebensjahr abhängig von der Beziehungsqualität, von biografischen Fähigkeiten und Wertvorstellungen, die den Verlauf mehr beeinflussen als die Hirnveränderungen.
Verhaltensstörungen sind der Versuch, Bedürfnisse mitzuteilen.
Pflegende akzeptieren eigene Gefühle und eigene Verletzlichkeit, anerkennen das einzigartige Erleben, verhandeln, arbeiten mit der dementen Person zusammen, stimulieren, validieren, entspannen und erleichtern das Erleben. Pflegende beobachten wertschätzend die Interaktion von dementen und anderen Personen und die Erlebnisqualität in Wohlbefinden und Verhalten, sodass Wünsche und Bedürfnisse in Profilen sichtbar werden können.

– Kleine Wohngruppen oder Hausgemeinschaften einrichten nach fol-        **Kleine Wohngruppen**
  genden Qualitätskriterien: Demente Menschen bleiben privat,
  selbstständig, vertraut, geborgen und eigenverantwortlich.
  – Heimverbundene kleine Wohngemeinschaften bestehen aus Be-
    wohnern, die zusammenpassen:
    – der integrierte stationäre Wohntyp nach dem Cantou-Vorbild
      ist eine familienähnliche teilautonome Pflegeeinheit mit einer
      Küche im Zentrum;
    – der ausgegliederte stationäre Wohntyp ist eine mit dem Heim
      verbundene Hausgemeinschaft in einem Mehrfamilienhaus wie
      z. B. in Wetter bei Marburg.
  – Ambulant betreute Wohngemeinschaften:
    – mit zentraler Bezugsperson (Hausmutter) nach dem Vorbild in
      Berlin;
    – mit ausschließlicher Versorgung durch ambulante Pflegedienste
      für Demenzkranke Pflegestufe II, wie in Bielefeld.
– Kooperation mit Ärzten, Sozialarbeitern, Seelsorgern, Physio-, Mu-      **Team**
  sik-, Kunst-, Psychotherapeuten, Logopäden und Selbsthilfegruppen
  ist unerlässlich, um einen dementen Menschen im langen Sterben
  ganzheitlich zu betreuen.
– Angehörigenarbeit:
  Angehörige sind in der Pflege verwirrter Sterbender überfordert.
  Pflegende sollten in der gemeinsamen Sorge:
  – informieren, nicht konkurrieren, Zurückziehen der Angehörigen
    nicht verurteilen und keine Vorwürfe machen;
  – Sterben und Trauer behutsam ansprechen und von Schuld entlas-
    ten;
  – Vorwürfe nicht persönlich nehmen, sie nicht bevormunden;
  – zur ehrenamtlichen Hospizarbeit motivieren.
– Entlastung pflegender Angehöriger zu Hause:                            **Angehörige entlasten**
  Pflegende können
  – Angehörige in ihrer Überlastung wertschätzen und beraten;
  – Selbsthilfegruppen gründen, um sich von Schuld frei zu sprechen,
    Anregungen zu erhalten und sich zu solidarisieren;
  – wohnortnah niederschwellig entlastet werden:
    – zeitlich im familiären Pflegeteam, mit Stunden-, Tages-, Nacht-,
      Wochenend- und Kurzzeitpflege;
    – fachlich durch ambulante Pflegedienste, Pflegekurse und Kri-
      senintervention;
    – körperlich durch Haushaltshilfen, Mahlzeiten- und Fahrten-
      dienste;
    – sozial durch Telefonketten und Besuchsdienste;
    – finanziell durch Vermittlung von Pflegegeld, evtl. Sozialhilfe;
    – technisch mit Hilfsmitteln, Hausnotruf und Wohnungsanpas-
      sung;
    – rechtlich durch frühzeitige Veranlassung eines Testamentes und
      einer Patienten-Verfügung mit Betreuungsvollmacht;
    – öffentlich durch hausärztliche Versorgung, Beratung im Senio-
      renbüro und durch Hilfen mit ambulantem Hospiz.

– Angehörigenarbeit im Heim:
Vor Aufnahme Probewohnen und Hausbesuche ermöglichen.

*Pflegende motivieren Angehörige*

– Pflegende können
  – wertschätzende Einzelgespräche führen, alle 2-3 Wochen unter vier Augen über biografisch gewordene Gewohnheiten, über Wünsche, Ärger, Schuldgefühle, Angst und über die Notwendigkeit reden, auch für sich selbst zu sorgen;
  – den mutmaßlichen Willen des Verwirrten von den Angehörigen erfahren und evtl. eine Patientenverfügung anregen;
  – Angehörige motivieren, bei der persönlichen Versorgung zu helfen, bei Morgen-, Abendtoilette, Essen, Wäschepflege, Toilettentraining, Spielen, Beschäftigung, Lesen, Begleitung bei Spazier- und Behördengängen, Einkäufen, Schriftverkehr;
  – Angehörige zu Zuwendung und Zärtlichkeit, zu Palliativpflege, Ehrenamt und Mitarbeit in Qualitätszirkeln ermutigen;
  – mit Angehörigen eine Abschiedskultur aufbauen: den Nachruf mit Bild entwerfen, Bestattung und Trauerfeier planen.

*Sozialer Dienst*

– Gruppenübergreifender sozialer Dienst oder Heimleiter können:
  – Gesprächsgruppen für Angehörige wohnbereichsbezogen gründen zur Schuldentlastung und zu Solidarität;
  – Angehörige zu Pflegeplanung und konstruktiver Kritik ermutigen;
  – Öffentlichkeitsarbeit viermal im Jahr durchführen, um über Abschiedskultur, Umgang mit verwirrten Sterbenden oder über Sparmaßnahmen und die Notwendigkeit der Mitarbeit der Angehörigen zu informieren, z. B. bei Festgestaltung, Urlaubsplanung, Info-Broschüre, Hauszeitung;
  – für Besucher eine Cafeteria und unbegrenzte Besuchszeiten einrichten;
  – für Krisenintervention, rooming-in und für vorbereitende und nachgeschaltete Trauerbegleitung sorgen;
  – Angehörigen-Beirat gründen, der bei Konflikten vermittelt;
  – Zufriedenheitsfragebogen halbjährig ausgeben und auswerten für ein Beschwerdemanagement;
  – ein Altenzentrum aufbauen mit Sprechstunden für die noch pflegenden Angehörigen, mit Vernetzung des Heimes mit Tages-, Nacht-, Wochenend-, Stunden- und Kurzzeit-Pflege und mit ambulanten Pflegediensten.
– Angehörige von Heimbewohnern delegieren entweder alle Aufgaben auf Pflegende oder helfen mit, indem sie distanziert das Nötigste besorgen oder mitpflegen oder ihren Bewohner psychosozial unterstützen, was Pflegende besonders schätzen.

*Milieutherapie*

**Eine sichere, fördernde Umgebung schaffen (Milieutherapie)**
heißt, die Lebenswelt an die Biografie, den Demenz- und Sterbeprozess anpassen. Die Lebenswelt sollte

• sicher und geborgen sein, einen Rückzug in Nischen oder barrierefreie Wege zum Laufen ermöglichen;
• fördernd und erfreulich anregen mit Hilfsmitteln, mit Haustieren oder Musik und Kontakten und Umweltreize stressmindernd regulieren;

- privat und selbstbestimmt sein, Einzel- oder Doppelzimmer je nach Wunsch mit vertrauten Möbeln und nächtlichem Dämmerlicht;
- orientierungserleichternd Defizite kompensieren:
  - zur persönlichen Orientierung: konstante Bezugsperson;
    - spricht den Bewohner mit Namen, evtl. Vornamen, aber mit „Sie" an;
    - achtet ihn im Gespräch über seine Lebenserfahrungen;
    - bietet Orientierungshilfen an mit Familienfotos;
    - sorgt für gutes Aussehen in Frisur oder Kleidung;
    - lässt ihn sich selbst spüren mit Bewegung und basaler Stimulation;
  - zur räumlichen Orientierung:
    - Orientierungshilfen vom Kranken selbst aussuchen lassen: z. B. Fotos, Bilder, Farbsymbole aus der Biografie, Hinweisschilder, Piktogramme oder Reliefs als markante Punkte;  *Orientierungshilfen*
    - üben, sein Zimmer und Bett selbst aufzufinden, Zimmer übersichtlich mit eigenen Möbeln gestalten und konstant ordnen;
    - Bewegungsraum in Haus und Garten ermöglichen;
    - Merk- und Adressenzettel für leichteres Auffinden geben;
    - Räume kontrastreich ausleuchten mit mindest 500 Lux und nächtlicher Dämmerleuchte, um Angst, Halluzinationen und Aggressionen zu verhindern;
    - Kleidung in der richtigen Reihenfolge hinlegen;
    - Brille, Hörgerät und Medikamente kontrollieren;
  - zur zeitlichen Orientierung:
    - ruhig und einfühlsam mit dem Kranken den Tagesplan erstellen;
    - Orientierungshilfen anbieten: Großkalender, Uhr, Orientierungstafel, Speiseplan, jahreszeitlichen Schmuck, sonntägliche Kleidung und Taschenkalender;
    - Tag strukturieren mit festen Zeiten für Essen, Ruhen und Beschäftigung;
    - Rituale einhalten, z. B. Zeitunglesen, Kirchgang oder Feste;
  - zur situativen Orientierung:
    - Pinwand für Notizen und ermutigende Poster anbringen;
    - ihn über angemessenes Verhalten aufklären und dabei seine Biografie berücksichtigen;
    - ruhig und einfühlend seine Realität als für ihn gültig akzeptieren, ohne ihn in seinen Irrtümern zu bestätigen;
    - vor Unfällen und Gefahren schützen im Umgang mit Elektrogeräten, Feuerzeug, Streichhölzern oder Medikamenten;
    - Namensschilder tragen und Parfums benutzen.

Würdevoller Umgang mit den lange sterbenden Verwirrten:  *Würde erhalten*
  - Reizüberflutung, Eile, Kritik, Vorwürfe, Befehle vermeiden;
  - zu Initiativen helfen und zu Selbstschutz statt Krankheitseinsicht anleiten, ohne zu erklären oder zu bewerten;
  - wertschätzen, die Sicht des Sterbenden für ihn als gültig akzeptieren, einfühlen und seine innere Erlebniswelt respektieren; wer die Biografie kennt, kann sich besser einfühlen;
  - Kontakte mit Bekannten fördern,
  - statt W-Fragen offene Fragen: „Ist es nicht schön, dass...";

– Der Patient fühlt sich wohl, wenn er sich verstanden fühlt und das Positive und was ihm Freude macht, gelobt wird;
– Erinnerungen pflegen mit Fotos, Musik, Malen und Spielen;
– vertraute Gewohnheiten, Restfähigkeiten und Eigenständigkeit erhalten, lebenspraktisch unterstützen, mit dem Sterbenden singen, ihn bewegen und berühren, um Angst zu nehmen;
– Konflikte durch Ablenken lösen und Fehler übersehen;
– vor Gefahren schützen, Sicherheit und Geborgenheit geben;
– Gefühle zeigen, Hilfe suchen und mit anderen reden.

Menschenrechte des
verwirrten Sterbenden

> Ich sollte:
> • seine Würde achten und mir Zeit nehmen;
> • mir ihn ohne Verwirrtheit vorstellen;
> • seine Beschwerden lindern und Folgen beachten;
> • seine Gewohnheiten und ihn so respektieren, wie er ist;
> • nie zwingen und nie gegen Widerstand pflegen;
> • ihn mitentscheiden und über alles reden lassen;
> • verfügbar und objektiv, aber einfühlsam bleiben;
> • ihm helfen, sich selbst zu akzeptieren und sich zu versöhnen;
> • bedeutende Personen und Angehörige mit einbeziehen.

Mehrdimensionale
Palliativpflege

**Zusammenfassende Übersicht:**
Palliativpflege ist mehrdimensionale Begleitung verwirrter Sterbender:
– Anwesenheit der Bezugsperson sichern, nie allein lassen;
– körperliche Pflege verbessern und Symptome lindern;
– einfühlend begleiten, Sterbende brauchen Liebe und Hoffnung;
– Seelsorge vermitteln für Sinnfindung und Vergebung;
– die Umgebung angenehm gestalten (Abschiedskultur);
– im Team kooperieren und Angehörige einbeziehen. Es gibt keine Standards, was zu tun ist, weil jeder persönlich anders, unverwechselbar als einzigartige Person stirbt.

In der Organisation sind Pflegende auf Ehrenamtliche im Team angewiesen und handeln nach folgenden Grundsätzen:
Sie:
– lassen den Sterbenden nicht allein, außer er will es;
– sind nahe, wagen Zärtlichkeit, ohne zu erdrücken;
– lindern Schmerzen, verhindern überflüssiges Leid;
– hören zu, wenn der Sterbende die Bedeutung seines Schicksals sucht;
– reagieren gelassen auf Wut und absonderliche Wünsche;
– halten Fremde fern, geben Wärme gegen Angst und Kälte;
– ermöglichen individuelles, nicht stadiengemäßes Sterben;
– leiten Angehörige an zur Abschiedskultur.

Über angemessenes Sterben entscheidet Liebe, das Wohlbefinden des Sterbenden, nicht Hygiene, Therapie oder Spezialpflege:

Sterbende helfen hilflosen Helfern, die Grenzen der Sterbebegleitung zu akzeptieren.

Ich kann nicht:
– Versöhnung erzwingen;
– Sterben verhindern oder die Dauer des Sterbens verkürzen;
– wissen, warum jemand stirbt oder noch nicht sterben kann;
– mit ihm oder für ihn sterben.

## 1.1.27 Wachkoma – Apallisches Syndrom

Definition: PVS (persistierender vegetativer Status), Enthirnungsstarre: Die Funktion des Großhirns fällt aus, nicht jedoch die des Hirnstammes. Der Patient ohne Bewusstsein ist wach, er hört, reagiert auf Schmerzreiz mit Puls- und Atmungsbeschleunigung, bleibt stumm, nimmt keinen Kontakt auf, stülpt bei Beklopfen die Lippen vor und öffnet den Mund bei Annäherung, saugt, kaut und schluckt reflektorisch, gähnt vertieft. Geöffnete Augen fixieren nicht, bewegen sich hin und her und beim Kopfdrehen in Gegenrichtung (Puppenkopfphänomen). Arme, Beine sind gebeugt, können spastisch gelähmt sein; Blutdruck, Puls, Temperatur und Schlaf-Wach-Rhythmus sind unregelmäßig, Schwitzen und Speichelfluss sind vermehrt, der Stoffwechsel ist oft gesteigert, Abmagerung und Dekubitus drohen.

### Ursachen:

Schweres Schädel-Hirn-Trauma, Mittelhirneinklemmung durch Hirndruck, Enzephalitis oder verzögerte Wiederbelebung nach Herzstillstand.

### Prognose:

1/3 der Patienten stirbt in den ersten Tagen und Wochen, 1/3 nach Monaten als Pflegebedürftige, 1/3 wird rehabilitiert, kann aber in jeder der folgenden Rehabilitationsphasen versterben:

• Phase der primitiven Motorik mit unruhiger Abwehrbewegung;
• Phase des Nachgreifens ohne Kraft, der Kranke äußert Unmut;
• Klüver-Bucy-Phase: isst unkontrolliert, wird aggressiv;
• Korsakow-Phase: spricht verwirrt, vergisst alles, konfabuliert;
• Phase der Teildefekte, z. B. Demenz oder Lähmungen.

### Hilfen:

Nur zwei vertraute und konstante Bezugspersonen, am besten Angehörige, die den Kranken gern haben, können helfen. Sie

• überwachen Vitalwerte und PEG und führen alle Prophylaxen durch;
• stimulieren basal mehrfach täglich und regen Reflexe an;
• berühren, streicheln, massieren mit Musikbegleitung;
• sprechen den Kranken an und erklären jede Pflegehandlung;
• sorgen für Krankengymnastik, zweimal täglich;
• stützen Angehörige im Verein „Schädel-Hirn-Patienten in Not".

## 1.1.28 Wahn bei alten Menschen

> Definition: Wahnideen sind unkorrigierbare, unwiderlegbare, nicht zu entkräftende subjektive Gewissheiten, die durch Erfahrungen oder logische Schlüsse nicht zu beeinflussen sind. Andere beurteilen den Wahninhalt als unmöglich, wie im Bedrohungswahn, Beeinträchtigungswahn (durch Gift, Elektrizität), Verfolgungswahn; olfaktorische, optische und Berührungshalluzinationen sind möglich.
> Der Patient hält am Wahn mindestens einen Monat fest ohne Krankheitseinsicht. Er spricht und handelt sonst realitätsgerecht, ist ansonsten unauffällig – abgesehen vom Wahn, der die Lebensweise einschränkt. Das Denken und die Kritikfähigkeit bleiben besonnen.

### Ursächliche Faktoren:

- körperliche:
  Organische Ursachen häufig
  - Hirnerkrankungen wie Demenz (am häufigsten), Delir, TIA, Parkinson, Multiple Sklerose, Zustand nach Schädel-Hirn-Trauma, Hirntumor oder Paralyse (4. Stadium der Lues mit Größenwahn);
  - Hormonstörungen wie Schilddrüsen- oder Nebennierenüberfunktion;
  - Stoffwechselstörungen: Kalziummangel, Hunger, Leberkoma;
  - Vitamin-B$_{12}$-Mangel, Folsäure-Mangel, Infektionen und Krebserkrankungen;
  - Allergien und Diabetes mellitus tragen zu Juckreiz mit Ungezieferwahn bei;
  - Seh- und Hörstörungen können Misstrauen bis Verfolgungswahn fördern;
- psychiatrische:
  Wahn bei Demenz
  - bei Demenz besteht häufig Bestehlungswahn durch Vergesslichkeit;
  - bei alter Schizophrenie ist Wahn meist abgeschwächt;
  - bei Depression alter Menschen sind Verfalls-, Schuld-, Verfehlungs-, Bestrafungs-, Krankheits- oder Verarmungswahn nicht selten;
  - bei Manie und Paralyse Größenwahn;
  - bei Alkoholabhängigkeit Eifersuchtswahn in Folge von Impotenz;
- medikamentöse:
  - Anticholinergika, Antiparkinsonmittel, Kortison, Betablocker, Digitalis und Narkosemittel können Halluzinationen auslösen.
- soziale:
  Kontaktmangel-Paranoia
  - Vereinsamung fördert Wahn (Kontaktmangel-Paranoia);
  - Verwundbare (vulnerable) Persönlichkeit, wenn der alte Kranke Urmisstrauen und die Umwelt als feindselig erlebte; er Versagen durch Projektion auf andere abwehrt: „Ich habe es nicht verlegt, Sie haben es gestohlen".
- psychische:
  Selbstheilungsversuch
  - Wahnsinn macht Sinn als kreativer Selbstheilungsversuch: Wahn
  - füllt Erlebenslücken aus nach Verlusten und bei Reizmangel;
  - erhält Selbstwertgefühl: der Patient behält recht, andere sind böse;

– bildet Kompromiss: der Patient beschuldigt immer Nicht-Anwesen-
  de;
– erfüllt unbewusste Triebwünsche: „Nachts kommt mein Mann";
– ermöglicht Kommunikation: drückt Not aus oder macht sich inte-
  ressant;
– aktualisiert kritische Lebensereignisse, wie z. B. eine Vergewaltigung.

## Folgen:

- Wahnkranke werden noch misstrauischer, beschuldigen andere, zeigen
  sie an und fühlen sich bestätigt, wenn sich Beschuldigte zurückziehen;
- Angehörige und Pflegende wenden sich enttäuscht ab, lehnen den
  Kranken ärgerlich ab und ziehen sich bei Streit zurück.

## Hilfen:

- Selbsterfahrung: Wie fühle ich mich, wenn ich misstraue? Welche
  Gefühle löst der Kranke in mir aus? Bin ich gekränkt, habe ich Angst
  vor Beschuldigung, weil ich ihm nicht helfe?
- Grundsätze für den Umgang: konstante Bezugsperson    *Grundsätze für den Umgang*
  - akzeptiert seine Ansicht und bleibt bei eigener Wahrheit;
  - spielt nie mit, lässt sich nie einbeziehen, bestätigt nie, jagt nie eine
    Person aus dem Zimmer, die nur der Kranke sieht, sonst wird Wahn
    gefestigt;
  - streitet nie, widerlegt nie mit Argumenten, redet nicht aus;
  - geht auf seine Gefühle ein, baut Angst ab und Vertrauen gegen
    Misstrauen auf mit Wertschätzung (erfordert Zeit und Geduld),
    redet aufrichtig, ehrlich, lobt Positives, gibt Sicherheit in ruhiger
    Umgebung, ermöglicht Rückzug, besucht regelmäßig und hält Ab-
    sprachen verlässlich ein, um Vertrauen aufzubauen;
  - klärt die Beziehung: wer dauernd als Diebin angeklagt wird, kann
    diesen Kranken nicht mehr liebevoll pflegen;
  - balanciert Distanz aus und vermeidet Nähe bei alten schizophrenen
    Personen.
- Im Team einheitlich mit dem Kranken umgehen
  - den Tag klar strukturieren, entspannen, beschäftigen, Gewohnhei-
    ten und Ordnungswünsche berücksichtigen;
  - Kontakte fördern, in Gruppen integrieren, ohne zu zwingen.
- Gefährdungen erkennen und vorbeugen, z. B. Rückzug, Isolation,
  Nahrungs- oder Medikamentenverweigerung;
- Angehörige, Mitbewohner über Krankheit und Umgang informieren;
- Grundleiden (Demenz, Juckreiz, Schmerzen, Seh-, Hörstörung, Delir,    *Grundleiden behandeln*
  Wahn, Depression, Sucht) vor Neuroleptikagabe klären und behan-
  deln;
- Neuroleptika wie Melperon, Pipamperon oder Olanzapin persönlich,
  nie verdeckt geben und Nebenwirkungen dokumentieren. Neurolepti-
  ka sind unnötig, wenn der Wahn als angenehm empfunden wird;
- mit dem Psychiater klären, ob eine Selbst- und/oder Fremdgefährdung
  eine Zwangseinweisung nach dem Psych-KG rechtfertigt und stützende
  Gespräche und kognitive VT gegen Folgen durchführen;
- Umgebung gut ausleuchten.

Beispiel

> **Beispiel: Diebstahlswahn/Bestehlungswahn**
> 1. Ruhig, freundlich klar zurückweisen, mit der Bezugsperson suchen
> 2. Pflegedienstleiter, Mitarbeiter, Angehörige und Betreuer informieren und dokumentieren
> 3. Beziehung klären: Bin ich belastbar? Kann ich ihn noch pflegen?
> 4. Wertsachen sichern; dem Patienten nie vorwerfen, er habe den Gegenstand verlegt.

### 1.1.29 Weglaufen, Laufzwang, zielloses Umherirren

☞ Unruhe

#### Ursächliche Faktoren:

- körperliche:
  Schmerzen, Hunger, Frieren, Harn- und Stuhldrang, Inkontinenz, Seh-, Hörstörungen, Blutdruck-, Blutzuckerabfall;
- psychiatrische:

Angst

  – Verwirrte Frauen wollen/müssen nach Hause, weil sie etwas vergessen haben, sich im Heim nicht zu Hause fühlen oder sterben wollen; sie weinen und rufen um Hilfe. Verwirrte Männer glauben, zur Arbeit, zum Verein zu müssen. Demenzkranke können nachts den Traum nicht mehr von der Realität unterscheiden;
  – Depressive mit Suizidneigung laufen vor sich selbst weg;
  – Wahnkranke erleben sich bei Halluzinationen nachts beauftragt, wegzulaufen;
  – Abhängige suchen ihr Suchtmittel;
- psychische:
  wer nicht angeregt wird, Angst vor Pflegenden hat, sich einsam, eingesperrt oder gekränkt fühlt, läuft weg;
- medikamentöse:
  Neuroleptika, Nootropika und aktivierende Antidepressiva können zielloses Umherirren bedingen.

#### Hilfen:

Pflegende

Beobachten

- beobachten: wohin, wie oft, in welcher Situation, warum der Betroffene wegläuft;
- erkennen Gefährdungen: stürzt, erkältet, gefährdet er sich (suizidal) oder andere im Straßenverkehr?
- sind auf Notfälle vorbereitet: Bewohner wird vermisst
  – sie informieren die Pforte, Heim-, Pflegedienst- und Wohngruppenleiter, Angehörige und den Betreuer;
  – suchen mit Foto in Garten, Keller, Kapelle;

- geben eine Vermisstenanzeige bei Polizei mit Personenbeschreibung auf, wenn sie/er nach $^3/_4$ Stunde nicht wieder auftaucht;
• planen Vorbeugung: konstante Bezugsperson         Vorbeugen
  - sorgt für familiäre Atmosphäre, für Körperkontakt, Vertrautheit in Raum, Zeit, Situation, bleibt sicht- oder hörbar, geht auf Gefühle ein, lässt ihn/sie in Flur, Haus, Garten laufen;
  - gibt Orientierungshilfen, kontrolliert engmaschig, beschäftigt sie/ihn sinnvoll, übt Zurechtfinden, begleitet ihn/sie;
  - sorgt für Kleingeld, Ratschlagskarte, Adresse in der Jacke und für Verkehrsberuhigung, Straßensperrmuster, Wander guard (Magnetplättchen-Überwachung) an der Außentür ist umstritten;
  - Freiheitsbeschränkung nur bei Selbst- oder Fremdgefährdung!

> Merke: Aufsichtspflicht nach § 832 BGB: Wer zur Aufsichtsführung über eine Person wegen deren geistigen Zustandes durch Heimvertrag verpflichtet ist, ist schadensersatzpflichtig.

 Aufsichtspflicht

## 1.1.30 Widerspenstiges, renitentes Verhalten

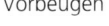 Aggression, Antriebsminderung, Nahrungsverweigerung

## 1.1.31 Zwangseinweisung

Einweisung in die Psychiatrie (nach PsychKG, BtmG) auch gegen den Willen wird nötig, wenn bei folgenden Gründen eine Selbst- und/oder Fremdgefährdung nachweisbar ist:     Selbst- oder Fremd-gefährdung
• starke Verwirrtheit mit panischer Angst und Unruhe;
• Depression mit Rückzug, starker Unruhe und Suizidgefahr;
• Schizophrenie mit Rückzug und Aggression bei Verfolgungswahn;
• Medikamenten- oder Alkoholabhängigkeit mit Delir. Der Psychiater verantwortet die Entscheidung und braucht dazu eine sorgfältige Pflegedokumentation.

### Hilfen:

Bezugspersonen
• beobachten ständig und dokumentieren;
• versehen Brille und Hörgerät mit Namen;
• informieren die Angehörigen und begleiten den Patienten ins Krankenhaus.

## 1.2 Körperliche Leitsymptome in der Palliativpflege

Beschwerden, die psychische Veränderungen bei alten Menschen verschlimmern oder unerwartet Anlass zur Sorge geben.

Palliative Care schließt die Behandlung von akuten Erkrankungen (Infekte, Unfälle) oder noch mögliche Teilrehabilitation nicht aus.

*Symptome lindern*

> Grundsätze der Symptomkontrolle:
> • sich Zeit nehmen, die Beschwerden ernst nehmen;
> • den Sterbenden und seine Angehörigen ausreichend informieren und die Symptome erklären;
> • Misstrauen zu entkräften versuchen;
> • sich um lebenswertes Leben und Lebensfreude bis zuletzt bemühen.

### 1.2.1 Abbausyndrom

☞ Verfallssyndrom

### 1.2.2 Appetitlosigkeit

Anorexie, Abneigung zu essen, Sättigungsgefühl

**Ursachen:**

(☞ auch Nahrungsverweigerung)

• körperlich: Jede schwere Erkrankung mit Fieber, Schmerzen, trockenem Mund, Kau- und Schluckproblemen, Mundgeruch, Übelkeit, Erbrechen, Verstopfung, Durchfall oder Erschöpfung;
• therapiebedingt: Medikamente (Opioide, Betablocker, Antibiotika, Glykoside, Zytostatika) oder Strahlentherapie;
• psychisch: Angst zu erbrechen, psychische Belastung, Wunsch zu sterben bei Depression, Abneigung gegen unfreundliches Personal.

**Hilfen:**

*Gespräche und Nähe*

• einfühlende Gespräche: Was mag der Kranke?
• Beratung der Angehörigen: statt „Essen geben" körperliche Nähe geben und erlauben, weniger zu essen. Für wen ist es wichtig, dass der Patient isst?
• Wunschkost in kleinen Portionen appetitlich anrichten, Lieblingsspeisen und -getränke mit anderen essen/trinken;
• Mittel gegen Übelkeit: Metoclopramid, Vomex®;
• Prednison steigert den Appetit, evtl. Gestagene (Farlutal®);
• Antidepressivum und evtl. kurzfristig Lorazepam.

## 1.2.3 Atemnot, Dyspnoe

### Ursachen:

- Lungenerkrankungen: Asthma (exspiratorisch), chronisch-obstruktive Bronchitis (COPD), Pneumonie, Lungenembolie, Lungentumor, Lungenmetastasen, Aspiration (inspiratorisch);
- beschleunigte Atmung bei Schmerzen, Fieber, Anämie, Bauchtumor, Hyperventilation;
- psychosozial: Angst vor dem Ersticken und Atemnot steigern sich gegenseitig, ungelöste Probleme wie „dicke Luft" und Hektik der Angehörigen und Pflegenden.

### Hilfen:

- beruhigende Gespräche über Angst;                                      Beruhigen
- Angehörige beruhigen, beraten und stützen;
- ursächliche Therapie:
  bei Asthma β-Mimetika (Salbutamol), Kortison (Viani®), Theophyllin, keine Betablocker!
  bei Infekten Antibiotika und Schleimlöser (Mucosolvan®),
  bei Herzinsuffizienz Diuretika, Nitroglycerin, bei Aspiration Sauerstoff (Klinik);
- symptomatische Therapie:
  - nie allein lassen, aufgeregte Angehörige hinausbitten;              Nie allein lassen
  - abstützen zu entspanntem und bequemem Sitzen, Kissen unter Arme und Knie;
  - frische Luft, Fenster öffnen mit Blick ins Freie, Luftzug mit Tischventilator, Zimmer kühl halten;
  - dicke Luft vermeiden: Spannungen abbauen, ätherische Öle, Parfum, andere Gerüche beseitigen;
  - Atemgymnastik, Entspannungsübungen;
  - bei Angst beruhigen und a. A. Lorazepam verabreichen;
  - bei Aspirationsgefahr im Sitzen Yoghurt, Pudding, Obst.

## 1.2.4 Ausscheidungsstörungen

☞ Harninkontinenz, Harnverhalt, Diarrhoe, Verstopfung

## 1.2.5 Austrocknung, Exsikkose

### Ursachen:

- Der Patient trinkt zu wenig, z. B. bei Schluckstörungen, oder wegen zu wenig Angeboten;

Folge: Delir
- Flüssigkeitsverluste bei Erbrechen, Durchfall, Schwitzen, Fieber, Diabetes, Behandlung mit Diuretika;
- psychisch: Der Patient will sterben.

## Hilfen:

Lieblingsgetränk
- oral: Lieblingsgetränk zu trinken geben, zuprosten;
- rektal mit Einmalkatheter oder Sonde: physiol. NaCl- oder Ringerlösung 100-200ml/Stunde (10-15 Tropfen/Minute);
- nasointestinale Sonde oder PEG, wenn der Kranke damit einverstanden ist;
- Venenkatheter, Portsystem in obere Hohlvene, s.c.-Infusion ist schmerzhaft und wird oft nicht resorbiert;
- Luft befeuchten, Räume nicht überheizen;
- Mundpflege mit Kamillentee, Ananas, Kaugummi, Bepanthen®;
- Haut (Juckreiz-Gefahr) mit Eucerin-Lotio/-Duschöl pflegen;
- trockene Augen mit Vitamin A Pos-Augensalbe schützen.

Bei Sterbenden ist eine Infusion keine pflegerische Zuwendung und Unterlassung und stellt keine Vernachlässigung dar. Der Kranke soll bekommen, wozu er Lust hat, appetitlich zubereitet und liebevoll verabreicht, wenn er Durst hat.

Infusionsentzug im unumkehrbaren Sterbeprozess
Vorteile eines Infusionsentzuges bei Sterbenden:
- weniger Magensaft wird produziert, das Erbrechen lässt nach,
- weniger Bronchialschleim wird gebildet, Hustenreiz und Atemnot bessern sich, das „Todesrasseln" durch Lungenödem schwindet, der Sterbende braucht weniger abgesaugt zu werden;
- weniger Flüssigkeit im Bauch- und Pleuraraum;
- weniger Urin: Vorlage reicht, Steckbecken mit Schmerzen beim Heben und Drehen und Dauerkatheter werden nicht nötig;
- Der Körper bildet mehr Endomorphine, sodass die Schmerzen nachlassen und die Stimmung verbessert wird.

Probleme
Probleme, die beim Infusionsentzug auftreten können:
- intensivere Mundpflege ist nötig, da Durst und trockener Mund zunehmen;
- Schwäche, Schläfrigkeit, Verwirrtheit und manchmal Fieber;
- Vorwürfe der Angehörigen: „Wollen Sie sie verdursten lassen?"

Probleme bei Flüssigkeitszufuhr bis zuletzt:
Bei eindeutigem Sterbewunsch kann Infusion gegen den Willen des Sterbenden eine strafbare Körperverletzung darstellen!
Wer will die Infusion? Der Kranke oder ängstliche Angehörige?
Wozu wird die Infusion gewünscht? Damit etwas getan wird oder um das Leben zu verlängern?

## 1.2.6 Blutungen

### Ursachen:

- Blutungsneigung bei Gerinnungsstörungen;
- Tumoren;
- Magenulkus, rektale Blutung, Bronchialblutung, Gefäßverletzung.

Chronische Blutungen sind ein Warnsymptom für akuten Blutverlust, der bei Kranken und Angehörigen Panik auslösen kann, wenn sie nicht darauf vorbereitet sind. Wenn der Kranke sterben will, erwartet er die Blutung als gnädiges Ende.

*Panik bei Blutungen*

### Hilfen:

- Den Kranken nicht allein lassen, beruhigen, Sicherheit ausstrahlen;
- lokale Therapie:
  - Tamponieren, evtl. mit Hämostyptika;
  - Suprarenin-Kompresse auftragen;
  - Kalium-Aluminium-Sulfat (Alaun) auftupfen;
  - der Arzt entscheidet nach der Patientenverfügung, ob er endoskopisch lasert, unterbindet, unterspritzt, sklerosiert;
- allgemeine Maßnahmen:
  - Absetzen von Gerinnungshemmern: ASS, Heparin, Marcumar®;
  - Vitamin K bei Gerinnnungsstörungen;
  - bei ausdrücklichem Wunsch des Patienten und zu erwartender Besserung Klinikeinweisung zur Bluttransfusion;
  - sedieren mit Morphin und evtl. mit Diazepam kombinieren.

## 1.2.7 Dekubitus, Wundliegen

> Merke: Druckgefährdet sind Kreuzbein, Oberschenkeltrochanter, Fersen, Außenknöchel, Ellenbogen, Hinterkopf, Ohren, Brustwirbelsäule.
> Grad 1: Haut gerötet, verhärtet, weiß-blau nach Druckentlastung
> Grad 2: Blasenbildung oder offene Wunde
> Grad 3: Defekt der Oberhaut und des Unterhautfettgewebes
> Grad 4: Mitbeteiligung von Muskeln und Knochen

### Ursachen:

- Auflagedruck über dem arteriellen Kapillardruck für zwei Stunden;
- Scherkräfte überdehnen oder reißen die Kapillaren;
- Risikofaktoren: Immobilität, Kachexie, Exsikkose, Mangelernährung, Fieber, Lähmungen, Durchblutungsstörungen, Entzündungen, Inkontinenz und schwere Depression.

*Risikofaktoren*

**Hilfen nach dem Expertenstandard Dekubitusprophylaxe:**

Expertenstandard

Ein Dekubitus-Beauftragter kontrolliert das Vorkommen, sorgt für eine regelmäßige Pflegevisite und für eine Vorortschulung aller Pflegenden.

Druckentlastung

- Druckentlastung nach individuellem Bewegungsplan mit Steh-, Gehübungen und vor allem Mikrobewegungungen – z. B. jede Stunde ein Kissen unter die andere Gesäßhälfte. Individuell alle 1–2 Stunden umlagern in 30- oder 135-Grad Schräglage, wenn vom Krankheitsbild her möglich. Pflegende können ständig ermutigen, sich zu bewegen.
- Die Haut ist trocken zu pflegen, nur pH-neutrale Waschemulsion benutzen. Die Haut genau beobachten und anhand der Braden- oder Norton-Skala, evtl. mit Foto dokumentieren;
- alle Risikofaktoren abbauen bzw. reduzieren;
- für ausreichende Schmerztherapie sorgen;
- Falten, Knöpfe und Scherkräfte vermeiden;
- für eiweißreiche Kost und ausreichende Flüssigkeitszufuhr sorgen.

Unwirksame Maßnahmen

Unwirksame Pflegehilfsmittel sind: Felle oder Schaffellstiefel als Fersen- oder Ellenbogenschoner, Watteverbände, Wasserkissen, Gummiringe, Gummi-Unterlagen und kleinzellige Antidekubitusauflagen.

Unwirksame Maßnahmen sollten vermieden werden: 90-Grad-Lagerung, Superweichlagerung (Schaffell- oder Gelkissen) hemmt Eigenbewegung und ersetzt nicht das stündliche Umlagern. Ätherische Öle, Melkfett, Antibiotikasalben und Desinfektionsmittel sind keine Hautpflege. Eisen, Fönen oder Massieren fördern nicht die Durchblutung. Transurethrale Dauerkatheter verhindern keinen Dekubitus.

Zur Wundversorgung wird z. Z. empfohlen:
- Schmerzmittel ($^3/_4$ Stunde vor dem Verbandwechsel);
- Reinigung mit physiolog. NaCl-Lösung;
- Hydrokolloidverbände;
- Kalziumalginat (z. B. Algosteril®) nimmt Wundsekret auf und schafft ein optimales Wundheilungsmilieu;
- große Dekubiti mit Eiter oder Nekrosen werden vom Chirurgen gesäubert.

Bei alten Menschen mit fortgeschrittenen Erkrankungen ist ein Dekubitus nicht immer ein Pflegefehler. Ein Dekubitus ist nicht unbedingt zu vermeiden, weil
- Lagerungsänderungen oft schmerzhaft oder unbequem sind;
- Altershaut unelastisch und schlecht durchblutet ist;
- Eiweißmangel die Haut schrumpfen lässt.

Kompromiss

Das Wohlbefinden ist wichtiger als z. B. schmerzhaftes Umlagern. Manchmal ist nur ein Kompromiss zwischen dem Wunsch des Kranken und den Pflegestandards des Teams möglich.

Depression durch Dekubitus

Weil Dekubitus-Patienten durch den Verwesungsgeruch schnell depressiv werden können, sich selbst aufgeben und inaktiv werden, brauchen sie dringend Schmerzlinderung, Gespräche sowie Zuwendung (z. B. mit Einreibungen oder Massagen der Arme und Beine, die auch das bei Depression fehlende Wachstumhormon zur Wundheilung fördern). Aktivierende Antidepressiva verbessern die Bewegungsmotivation und unterstützen die Wirkung der Schmerzmittel.

## 1.2.8 Diarrhoe

### Ursachen:

- körperliche:
  - Einnahme von Laxanzien, Antibiotika, Eisen, Diuretika, Zytostatika oder magnesiumhaltigen Antazida;
  - um Kotsteine bei Verstopfung bildet sich flüssiger Stuhl (paradoxe Diarrhoe);
  - Darmtumor und Pankreaskarzinom mit Abwehrschwäche;
  - Mangel- oder Fehlernährung z. B. zu ballaststoffreich, scharfe Gewürze, Alkohol;
  - Nahrungsmittelvergiftung;
  - Infektionen in der Umgebung;
  - Strahlenenteritis während und nach Bestrahlung;
- psychische: Der Kranke gibt sich auf, will nicht mehr leben.

*Durchfallursachen*

### Hilfen:

- Laxanzien absetzen;
- geriebene Äpfel/Möhren, Bitterschokolade, Backhefe, Toastbrot, Cola-Salzstangen-Diät, zu vermeiden sind Fett und Milchprodukte;
- reichlich Schwarztee gemischt mit Kamillentee wegen Exsikkosegefahr, evtl. Infusionen;
- Kohle-Kompretten, Kaoprompt-H®; pflanzlich Perenterol®;
- Loperamid (z. B. Immodium®); Opioide nicht bei Vergiftungen oder blutigen Durchfällen;
- bei Darmkrämpfen Spasmolytika;
- Kotsteine müssen nach Sedierung ausgeräumt werden.

*Natürliche Mittel bevorzugen*

## 1.2.9 Durst

Die Kranken leiden mehr an trockenem Mund als an Durst. Wer bei der Mundpflege an feuchtem Tuch nuckelt oder bei tropfenweiser Gabe von Wasser den Mund öffnet, hat Durst. Die meisten Sterbenden können bis kurz vor ihrem Tod kleine Schlucke zu sich nehmen.

Die Ursache besteht oft in verstopfter Nase, Depression, Behandlung mit Anticholinergika und häufig Exsikkose (vgl. Austrocknung Seite 63).

**Hilfen**

- bei Schmerzen im Mund (Stomatitis) oder schmerzhafter Mundpflege Gingicain- oder Xylocain-Spray®, Spülen mit Hexitidin, Kamillosan, Salbei, Bepanthen®, evtl. Tepilta®-Saft;
- bei Soor Nystatin (Nystaderm®-Mundgel, Moronal®);
- bei Aphthen Betamethason-Creme;
- bei Mundgeruch Metronidazol-Tabletten;
- Zahnpflege, Prothese mit Hexitidin reinigen;
- bei belegter Zunge Vitamin-C-Brausetabletten, nachspülen;
- Lieblingsgetränk saugen lassen, Salbei-, Pfefferminz-, Kamillentee halbstündlich mit Pipette geben (keine Aspirationsgefahr) oder den Mund damit spülen;

Luft befeuchten
- Nasenatmung frei halten, Luftbefeuchter;
- Lippen anfeuchten, mit Bepanthen®-Salbe eincremen;
- Fruchtsafteiswürfel, Ananaseis lutschen, evtl. künstlicher Speichel;
- zuckerfreie Bonbons/Kaugummi,
- vermeiden: trockene, heiße Speisen, Nikotin, scharfe/saure Getränke, Alkohol und Anticholinergika.

Entscheidend ist nicht die verwendete Lösung zur Mundpflege, sondern die Häufigkeit und Regelmäßigkeit.

Die Angehörigen könnten regelmäßig Tee mit Pipette geben, sodass sie in die Pflege integriert sind und sich nicht mehr hilflos, sondern gebraucht fühlen.

### 1.2.10 Enthemmtes, unkontrolliertes Essen

☞ Enthemmtes Verhalten

### 1.2.11 Erbrechen

☞ Übelkeit

### 1.2.12 Ernährung

Wunschkost
Möglichst orale Ernährung bis zuletzt: Wunschkost nach Gewohnheit mit Gewürzen, kleine Mahlzeiten, abwechslungsreich, wohlschmeckend und in angenehmer Atmosphäre servieren. Nicht enttäuscht sein, wenn der Sterbende eine besondere Speise doch nicht isst. Die PEG-Sonde muss durchgespült und alle 2–3 Tage frisch verbunden werden.

## 1.2.13 Essensbehinderung

**Ursachen:**

(☞ Nahrungsverweigerung)

- Demenz bei Agnosie, Apraxie mit Aspirationsgefahr;
- Medikamente: Anticholinergika, Neuroleptika (Zungen-, Schlund-krämpfe).

**Ursachen:**                                                      Kaustörung

Mundentzündung bei Prothese oder Parkinson, mangelnde Mundhygiene, Aphthen, Soor.

**Hilfen:**

- Mundpflege, lokale Schmerzmittel, Prothese überprüfen;
- Essen reichen, kalte Kost und nur kurz passierte Kost.

Abklären, ob die Schluckstörung bei fester oder auch bei flüssiger Nah-    Schluckstörung, Dysphagie
rung auftritt.

**Ursachen:**

Halsentzündung, Apoplex, Parkinson, Alzheimer, amyotrophe Lateral-sklerose, Tracheotomie, Neuroleptika.

**Hilfen:**

- Den Patienten aufrecht hinsetzen, Kopf nicht nach vorn/hinten beugen;
- Getränke eindicken mit Joghurt, Pudding, Brei, Apfel, Astronauten-kost, Schaukelbecher, feste Speisen pürieren;
- PEG bei Aspirations- oder Austrocknungsgefahr.

Die Anlage einer PEG (perkutane endoskopische Gastrostomie) ist der    PEG
bei älteren Patienten am häufigsten durchgeführte Eingriff (140 000 pro
Jahr in der BRD, 70% davon sind Heimbewohner, von denen die Hälfte
dement ist).
Stillen von Hunger und Durst ist Grundpflege; Verzicht auf Ernährung ist
Tötung durch Unterlassung wie in England und in der Schweiz.
Indikationen zur PEG sind Schluckstörungen und Mangelernährung bei
Patienten, die nicht in absehbarer Zeit sterben:

- bei entscheidungsfähigen Patienten nur mit deren Zustimmung
- bei entscheidungsunfähigen Patienten entscheidet der Betreuer nach
  mutmaßlichem Willen, z. B. in der Patientenverfügung
  – bei Nicht-Sterbenden z. B. im Wachkoma, wenn Leben bewahrt wird,
  – bei Sterbenden, um Hunger und Durst zu lindern.

---

**Merke:** Personalmangel im Heim darf keine Indikation zur PEG
werden.

Schluckauf, Singultus

**Ursachen:**

- Reizung des Zwerchfells bei Bronchialkarzinom, Zwerchfellhochstand bei Aszites, große Leber;
- nach Schädel-Hirn-Trauma, bei Hirnmetastasen;
- bei Nierenversagen;
- bei großem Stress mit forcierter Atmung;
- bei Essen in großen Bissen und hastigem Trinken.

**Hilfen:**

- alte Hausmittel: Luft anhalten, viele kleine Schlucke Wasser hintereinander trinken;
- Metoclopramid (MCP-Tropfen nie mit Neurocil®), Baclofen, Carbamazepin, Biperiden.

Starker Saugreflex

**Ursachen:**

Hirnschädigung, Endstadium der Demenz.

**Hilfen:**

Saugrohr und halbflüssig in Schnabeltasse.

## 1.2.14 Fieber

Belastend sind Krankheitsgefühl, Schüttelfrost, evtl. Delir.

**Ursachen:**

- infektiöse Ursachen:
  - Pneumonie durch Aspiration,
  - Harnwegsinfekt, besonders bei Dauerkatheter;
- nicht infektiöse Ursachen:
  - Exsikkose;
  - therapiebedingt als Reaktion auf Bestrahlung, Chemotherapie, Mistelextrakt, Bluttransfusion, Allergie;
  - Tumornekrose oder -blutung;
  - Hirnmetastasen oder Hirninfarkt;
  - Überfunktion der Schilddrüse, Kortisonentzug.

**Hilfen:**

Wadenwickel als bewährtes Hausmittel

- Ruhe, Wadenwickel, kalte Körperwaschung, Baumwollwäsche;
- Fruchtsäfte, Bouillon trinken;
- Paracetamol, Metamizol, bei Schüttelfost evtl. Promethazin;
- Antibiotika nach Antibiogramm, bei Harnwegsinfekten Cotrim® (lindern auch Schmerzen).

## 1.2.15 Harnwegssymptome

### 1.2.15.1 Harninkontinenz

**Ursachen:**

- Harnwegsinfekte, Gehbehinderung bei Arthrose, Fixierung, Unge-schick beim Auskleiden, Dauerkatheter nach OP, Apoplex, Parkinson, Hirnmetastasen, Polyneuropathie;
- psychiatrisch: akutes Delir, chronische Dranginkontinenz bei Demenz, Depression und zwanghafter Persönlichkeit;
- therapiebedingt:
    - Medikamente: Diuretika, Schlaf- und Beruhigungsmittel, Muskel-relaxanzien, Betablocker, Metoclopramid, Zytostatika;
    - Strahlentherapie im kleinen Becken.

**Hilfen:**

Bei Stress-Inkontinenz Nicht-Sterbender:                    Stress-Inkontinenz
- Beckenbodentraining, mit Vaginalkonen, selten OP nötig;
- Elektrostimulation, um Beckenbodenmuskeln zu empfinden;
- Östrogene, Sympathikomimetika, z. B. Midadrin.

Bei Drang-Inkontinenz:                                      Drang-Inkontinenz
- Miktionsschema erstellen;
- Toilettentraining, schematisiert, besser individualisiert;
- Ausziehen und Gehen üben, Toilettenstuhl in der Nähe positionieren;
- Weg zur Toilette markieren und verkürzen, Nachtstuhl bereitstellen;
- Anpassung der Kleidung mit Klettverschluss, Wickelkleid;
- aufsaugende Vorlagen mit Slips oder Urinal verordnen lassen;
- Stuhlgang durch Bewegung, schlackenreiche Kost und viel Trinken fördern, keinen Kaffee, Schwarztee oder Alkohol anbieten;
- Trospiumchlorid besonders bei Blasenspasmen, abends Minirin®;
- evtl. suprapubischen (keinen transurethralen) Katheter legen lassen.

Bei Reflex-Inkontinenz:                                     Reflex-Inkontinenz
- Blasenklopftraining, aufsaugende Vorlagen oder Urinal;
- intermittierendes Selbstkatheterisieren, kein Dauerkatheter.

Bei Überlauf-Inkontinenz (Prostatavergrößerung):            Überlauf-Inkontinenz
- Miktionsschema erstellen zur regelmäßigen Miktion;
- täglich 2 Liter ansäuernde Fruchtsäfte gegen Infektionen und Steine trinken lassen;
- evtl. suprapubischen Katheter legen lassen, evtl. OP;
- Medikamente: Brennnessel, Kürbis, Sitosterin, Finasterid oder alpha-Blocker, keine Anticholinergika (Harnverhalt-Gefahr), bei Harnweg-sinfekten Antibiose mit Cotrim® oder nach Antibiogramm.

### 1.2.15.2 Harnverhalt mit starken Unterbauchschmerzen

**Ursachen:**

- Prostata- oder Blasenhalstumoren, Blutkoagel, Steine;
- Urethrastriktur nach Katheter oder Bestrahlung;

- Nierenversagen (Urämie);
- bei Multipler Sklerose oder amyotropher Lateralsklerose;
- Stuhlverhalt oder Kotsteine;
- Anticholinergika wie Phenothiazin-Neuroleptika, trizyklische Antidepressiva, Antihistaminika oder Opioide.

### Hilfen:

- Selbsthilfe: Wärmflasche, kaltes Wasser trinken, Wasserhahn aufdrehen, Toilette mit warmem Kamillenaufguss füllen, Meerrettichauflage oder Eukalyptusölkompresse auf die Blasengegend legen, diese beklopfen oder rhythmisch eindrücken und die Innenseite der Oberschenkel streichen;
- mit Einmalkatheter Urin fraktioniert ableiten, sonst Blutung oder Kollaps;
- suprapubischer Katheter, wenn längere Urinableitung nötig;
- Medikamente überprüfen;
- Doryl® bei postoperativem Harnverhalt oder bei Morphingabe.

### 1.2.15.3 Blasentenesmen

> **Merke:** Krampfartige Blasenschmerzen mit quälendem Harndrang beeinträchtigen die Lebensqualität sehr stark.

### Ursachen:

- Harnwegsinfekt bei liegendem Dauerkatheter;
- schwere Verstopfung mit Kompression der Blase;
- Blasenwandtumoren;
- Blasenentzündung nach Bestrahlung oder Chemotherapie;
- Medikamente, z. B. Opioide und Neuroleptika.

### Hilfen:

- Wärmflasche;
- Vorlagen oder Urinal statt Dauerkatheter;
- Anticholinergika: Trospiumchlorid, Oxybutyrin;
- Metamizol, Muskelrelaxierung mit Diazepam, abends Amitriptylin;
- evtl. Blasenspülung mit physiologischer Kochsalzlösung.

## 1.2.16 Husten

> **Hinweis:** Insbesondere produktiver Husten verstärkt oft die Atemnot und Erstickungsangst, wenn der Kranke zu schwach ist, um abzuhusten (vgl. Atemnot Seite 63).
> Trockener Reizhusten ist quälend und stört die Nachtruhe.

## Ursachen:

- Bronchitis, Pneumonie, Aspiration bei ösophagealem Reflux;
- Bronchialkarzinom;
- Linksherzinsuffizienz (Lungenödem mit Atemnot);
- Rauchen;
- Medikamente: ACE-Hemmer, Betablocker.

## Hilfen:

- bei produktivem Husten:                                                    Produktiver Husten
  - sitzend lagern, Atemgymnastik mit Klopfmassage;
  - inhalieren, Luft befeuchten, viel trinken lassen;
  - zum Abhusten ermutigen, evtl. absaugen;
  - Ambroxol (Mucosolvan®), ACC®, evtl. Antibiotika;
- bei trockenem Reizhusten:                                                  Reizhusten
  - sitzend lagern, Luft befeuchten, viel trinken lassen;
  - Codein;
  - inhalieren von vernebeltem Lidocain 2%, danach Mund ausspülen wegen des unangenehmen Geschmackes;
  - evtl. Bronchodilatoren und Kortison bei Asthma.

## 1.2.17 Ileus (☞ Verstopfung)

## Ursachen:

- mechanischer oder Verschlussileus;                                         Einteilung der Darm-
  - Darmtumor oft mit Stuhlerbrechen, Ovarialtumor;                          verschlüsse
  - OP-Narben, Bestrahlung, Chemotherapie;
- paralytischer Ileus:
  - Opioide zusammen mit Anticholinergika;
  - Peritonitis.

## Hilfen:

- Wenn OP durchgeführt wird:
  - Magensonde zum Ableiten von Sekreten;
  - i.v. Flüssigkeit zum Ausgleich von Elektrolytstörungen;
- Wenn OP nicht mehr möglich ist:
  - Schmerzen lindern, Mundpflege, Eiswürfel, kalte Getränke;
  - Antiemetika (bei Unterbauch-Ileus kein Metoclopramid) subkutan mit Spritzenpumpe, Antihistaminika, Haldol®, Scopolamin, evtl. Dexamethason.

### 1.2.18 Juckreiz, Pruritus

> **Merke:** Bei älteren Menschen ist der Juckreiz oft sehr belastend, stört den Schlaf und führt zum Zerkratzen der Haut mit Sekundärinfektionen.

**Ursachen:**

*Vielfältigkeit der Ursachen*

- körperliche:
  - trockene Haut bei Exsikkose oder bei zu häufigem Waschen ohne Rückfettung, bei zu viel Seife oder Franzbranntwein;
  - Diabetes, Urämie, Gallenstau, Schilddrüsenstörung;
  - Leukämie und Morbus Hodgkin;
- medikamentöse: generell kann jedes Medikament sensibilisieren;
- Umweltfaktoren:
  - zentral beheizte Räume mit niedriger Luftfeuchtigkeit;
  - Allergene wie Seifen, Parfums, Salben, Desinfektionsmittel, Latexhandschuhe, Stomaverschlüsse, Vorlagen oder Nickel-Schmuck können Kontaktekzeme verursachen;
- psychische: Angst, Depression oder Langeweile verschlimmern die Symptome.

Das atopische Ekzem (Neurodermitis) mit strichförmigen Kratzeffekten, Schuppung und Superinfektion an Hals, Schulter, Knie- und Ellenbogen-Beugeseiten wird durch Stress verstärkt.

**Hilfen:**

*Erkennen der Ursachen*

- Ursachen erkennen und beseitigen, Medikamente umsetzen;
- Luft befeuchten, Zimmer kühl halten, viel trinken;
- vermeiden: Seifen, Parfums, Kosmetika, Haarsprays, Wolle, Schmuck, Alkohol, scharfe Gewürze;
- Kratzen verhindern: Kratzklötzchen oder die Haut streicheln, drücken statt kratzen, Fingernägel kürzen, nachts Baumwollhandschuhe anziehen, ablenken mit Beschäftigung;
- Hautarzt zuziehen, behandelt lokal mit Optiderm®-Creme, Kampher, Menthol, Teer, Lotio, Schüttelmixtur, evtl. kurzzeitig mit Kortison (Diprosone®-Salbe);
- Bäder, Duschen mit rückfettenden Zusätzen wie Balneum Hermal®, Linola-Fett-/Ölbad oder Sojamilch;
- Doxepin oral oder lokal, möglichst keine Antihistaminikagabe.

## 1.2.19 Kachexie, Kräfteverfall, Gewichtsverlust

### Ursachen:

- krankheitsbedingt:
  Schmerzen, Schluckprobleme, Übelkeit, Erbrechen, Verstopfung, Durchfall, Leber-, Nieren-, Herz-, Ateminsuffizienz, Diabetes, Hyperkalzämie;
- therapiebedingt:
  Strahlen-, Chemotherapie, Antibiotika, Diuretika, Betablocker, Eisen, Glykoside, Hormone, Opioide, Antirheumatika;
- psychisch: Angst vor Erbrechen, Depression mit dem Wunsch, zu sterben.

### Hilfen:

- einfühlende Gespräche über die Hilflosigkeit;                              Einfühlende Gespräche
- Wunschkost in kleinen Portionen ansprechend reichen, Lieblingsspeisen und -getränke mit anderen zusammen essen. Die Freude am Essen ist wichtiger als der Nährwert, Gewürze, Aromastoffe, etwas Alkohol, nie lauwarm, nie zum Essen zwingen;
- Beratung der Angehörigen, die oft Angst vor dem „Verhungern" haben;
- viel bewegen mit Stützstrümpfen, massieren, Wechseldusche;
- Mittel gegen Übelkeit wie Metoclopramid, Vomex®;
- Kortison steigert den Appetit, evtl. Gestagene;
- zur PEG- oder i.v.-Ernährung muss der Patient einwilligen;
- Eisen oder Bluttransfusion;
- Antidepressiva, Schmerztherapie verbessern.

## 1.2.20 Krampfanfälle

### Ursachen:

- erster Hinweis für Hirntumor oder -metastasen;
- Epilepsie;
- Hirndurchblutungsstörungen und Hirninfarkt;
- Stoffwechselstörungen: Hypoglykämie, Urämie, Hyponatriämie;
- Alkohol- oder Benzodiazepinentzug.

### Hilfen:

- Atemwege frei halten, Kopf überstrecken, Zahnprothese entfernen,       Vor Verletzungen schützen
  nach dem Anfall stabile Seitenlage;
- vor Verletzungen schützen, Kissen, Decke unter den Kopf legen, beengende Kleidung lösen;
- dabei bleiben, beruhigen, Anfallsform beobachten und dokumentieren, nicht festhalten, keinen Keil in den Mund einbringen;

- bei Anfällen, die länger als 5 Minuten dauern, Diazepam-Klistiere und Sauerstoff verabreichen;
- bei Hirnödem (Hirntumor, Hirnmetastasen) Dexamethason;
- bei wiederkehrenden Anfällen Phenytoin.

### 1.2.21 Lähmungen

**Ursachen:**

- Schlaganfall, amyotrophe Lateralsklerose, Hirntumor;
- Querschnittslähmung bei Rückenmarkstumoren, -metastasen;
- Schwäche bei Kachexie oder Kaliummangel

Gefahr: Entstehung von Dekubiti und Thrombosen.

**Hilfen:**

Zur Selbsthilfe ermutigen

- Ängste ernst nehmen, nicht bagatellisieren;
- Lagerung, Krankengymnastik, Wärmeflaschen sind wegen der Gefahr von Verbrennungen nicht geeignet;
- Mit Geduld ermutigen, sich mit Hilfsmitteln, z. B. Anziehhilfen oder Spezialbesteck, bis zuletzt selbst zu helfen;
- evtl. Kortison;
- bei Spastik: Baclofen, Dantrolen, Diazepam.

### 1.2.22 Muskelzuckungen, Muskelkrämpfe

**Ursachen:**

- Schlafstörungen;
- Urämie, Leberzirrhose, Exsikkose;
- Anämie;
- Beinödeme bei venöser Insuffizienz;
- Polyneuropathie, amyotrophe Lateralsklerose;
- zu viel Morphin, Nifedipin, Zytostatika.

**Hilfen:**

Beruhigen

- beruhigen, die Krämpfe sind nicht lebensbedrohlich;
- Beine hoch lagern, Krankengymnastik, Wechselbäder, Wärme;
- Magnesium, Vitamin E, Carbamazepin (Tegretal®), Diazepam.

## 1.2.23 Nierenversagen, terminale Niereninsuffizienz, Urämie

Diese Symptome sind bei Älteren in der Sterbephase häufig und gehen mit Übelkeit, Erbrechen, Durst, Schluckauf, Juckreiz, Schläfrigkeit und Krampfanfällen und evtl. mit Halluzinationen einher.

### Ursachen:

- extrarenal: Tumorerkrankungen, Herz- oder Leberversagen, Exsikkose, Blutungen, Sepsis;
- Nierenerkrankung: Infektionen, Nephritis, Zystenniere, Folge von hohem Blutdruck, Diabetes oder Nierentumor.

### Hilfen:

Bei Nierenerkrankungen entscheiden sich Ärzte oft für und bei extrarenalen Ursachen der Urämie gegen eine Dialyse. Ist das Nierenversagen nicht der erwünschte gnädige Weg zum Tod bei sonst ausreichender Symptomkontrolle? Im Zweifelsfall anfangen mit der Erkenntnis, später den Mut aufzubringen, die Beendigung der Therapie vorzuschlagen. (Bausewein u. a., S. 272).

Entscheidungskriterien für oder gegen eine Dialyse

## 1.2.24 Obstipation

(☞ Verstopfung)

## 1.2.25 Rasselatmung, geräuschvolle Atmung

Wenn Sterbende zu schwach sind um abzuhusten oder es im Brustkorb „brodelt" (Lungenödem), sind Angehörige meist sehr beunruhigt.

### Hilfen:

- halbsitzend oder Halbseitenlagerung; $O_2$-Gabe a. A.;
- Absaugen ist i.d.R. unangenehm. Wem hilft es? Dem Pat. oder den Angehörigen?
- Lasix® und Nitrolingualspray bei Linksherzinsuffizienz;
- Anticholinergika: Buscopan® plus, Robinul®, Scopolamin.

Lagern

### 1.2.26 Schmerzen

> Definition der WHO: Schmerz ist ein unangenehmes Sinnes- und Gefühlserlebnis infolge einer Gewebsreizung oder -schädigung. Schmerz macht auf eine Störung aufmerksam. Wenn die Lokalisierung nicht mehr möglich ist, wird Schmerz zum Leid.

**Schmerzfühler werden stimuliert**

Die Gewebsschädigung stimuliert die Schmerzfühler (Nozizeptoren) durch Freisetzung von Schmerzmediatoren (Bradykinin, 5-Hydroxytryptamin, Histamin und Prostaglandin-E).

**Weiterleitung des Schmerzimpulses**

Der Schmerzimpuls wird vom geschädigten Gewebe zum Rückenmark weitergeleitet (A-Delta-Nervenfasern leiten scharfen Schmerz schnell, C-Fasern leiten dumpfen Schmerz langsam weiter). Im Kontrollsystem (Gate-Control) des Rückenmarks wird entschieden, ob und welche Signale wie schnell weiter gemeldet werden. Bei zu vielen Informationen (z. B. Reiben der Schmerzstelle) unterbrechen bestimmte Rückenmarkszellen die Weiterleitung, schließen das Schleusentor.

**Schmerztor im Rückenmark**

Das Schmerztor im Rückenmark

- wird geöffnet – d. h. Schmerzen nehmen zu – durch
  - gewebsschädigende Reize
  - Sorgen, Stress, Verspannung und Aggression
  - Gefühle wie Angst, Trauer, Depression oder Rückzug
  - Schlaflosigkeit und Konzentration auf die Schmerzen.
- wird weniger durchlässig – d. h. Schmerzen nehmen ab – durch
  - Schmerzmittel und ausreichend Schlaf
  - Gegenstimulation wie Kälte, Wärme oder Massagen
  - Hoffnung, Sinnorientierung, Beschäftigungen, die ablenken
  - Verständnis und Zuwendung der Familie
  - Entspannung, die Angst und Verspannungen löst.

Der Hypothalamus reguliert die hormonalen Folgen der Schmerzen. Im limbischen System wird die Schmerzempfindung gefühlsmäßig verarbeitet. In der sensorischen Großhirnrinde wird der Schmerz bewertet und mit Schmerzerinnerungen verglichen.
Schmerzen werden eingeschätzt nach Schmerzintensität, -natur und -lokalisation.

**Schmerzen durch Gewebsschädigung**

**Nozizeptorschmerzen:**
Durch Gewebsschädigung werden Schmerzfühler (Nozizeptoren) dauernd gereizt, die schmerzleitenden Nerven bleiben intakt:
- Oberflächenschmerzen werden als hell empfunden und klingen schnell ab;
- Tiefenschmerzen wie z. B. Tumorschmerzen oder Gelenkverschleißschmerzen werden dumpf empfunden und klingen langsam ab;
- Eingeweideschmerzen (z. B. Stressulkus-Schmerz) können noch im Sterben auftreten.

**Neuropathischer Schmerz:**
Durch Nervenschädigung wird die Schmerzübertragung gesteigert;
- periphere neuropathische Schmerzen sind Phantomschmerzen oder diabetische Polyneuropathie;
- zentrale Schmerzen treten bei Thalamusschädigung und Querschnittlähmung auf;
- Sympathetic maintained pain SMP ist der Postzoster-Schmerz, Complex regional pain syndrom CRPS ist Verletzungsschmerz;
- Neuralgien sind auf einen Nerv beschränkte Schmerzen, z. B. Trigeminusneuralgie.

Schmerzpatienten sollten motiviert werden, die Schmerzen wahrzunehmen, zu äußern und in ein Schmerztagebuch einzutragen. Pflegende sollten folgendes dokumentieren:
- Schmerzfrequenz und Zeitpunkte des Auftretens;
- Schmerzdauer: anhaltend oder anfallsweise einschießend;
- Schmerzqualität: brennend, dumpf, bohrend, stechend, scharf;
- Auswirkungen auf das tägliche Leben, auf Tätigkeiten, Schlaf;
- Was lindert den Schmerz? Wärme, Kälte, Massagen oder nur Medikamente?

Ärzte können die Schmerzursachen klären. Auch wenn manche Ursachen unbekannt bleiben, braucht der Kranke Linderung. Die Schmerzschwelle ist bei allen Menschen nahezu gleich. Sie beschreibt die Reizintensität, um einen Schmerz zu erzeugen. Unter Schmerztoleranz wird Schmerzdauer und -intensität verstanden, die eine Person erleiden kann, bevor sie etwas dagegen unternimmt.

Die Schmerztoleranzgrenze ist individuell verschieden und:

| wird gesenkt durch | und angehoben durch |
| --- | --- |
| • Schlaflosigkeit, Müdigkeit | • Schlaf, Erholung |
| • Nicht-wohl-Fühlen, Angst, Sorgen | • freundliche Umgebung |
| • Verlassensein und Einsamkeit | • Zuwendung, Zärtlichkeit |
| • Hilflosigkeit und Passivität | • abwechselnde Tätigkeit |
| • Trauer und Depression | • Verständnis, Antidepressiva |
| • Wut, Zorn, Aggression | • positiven Energieeinsatz |
| • Stress | • Entspannung und Hoffnung |

Schmerzen sollten auf folgenden Schmerzebenen ganzheitlich verstanden werden:
- körperlich ist der Schmerz eine Funktionsstörung;
- psychisch: Jeder erlebt Dauer, Intensität und Schmerzort anders. Das Erleben beeinflusst das Verhalten wie Handeln oder Erdulden. Verluste und Sinnleere können hartnäckige, unerklärliche, d. h. seelische Schmerzen auslösen. Am stärksten schmerzt Lieblosigkeit der Angehörigen und Pflegenden;
- spirituell ist das Schmerzerleben abhängig von der Sinnorientierung und führt oft zu Anklagen gegen Gott. Ein schmerzfreies Leben ist Illusion; der Schmerz der Sinnlosigkeit kann der schlimmste Schmerz sein;

*Margin notes:*
Schmerzen durch Nervenschädigung

Schmerztagebuch

Toleranzgrenze anheben

Schmerzebenen

• sozial: der Kranke spricht ständig über Schmerzen, weil er einen Krankheitsgewinn sucht, oder er zieht sich zurück, da er sich vereinsamt als Last für andere, leistungsunfähig oder behindert empfindet (sozialer Kummer).

Bio-psycho-sozialer Teufelskreis

Schmerz ist ein bio-psycho-sozialer Teufelskreis:

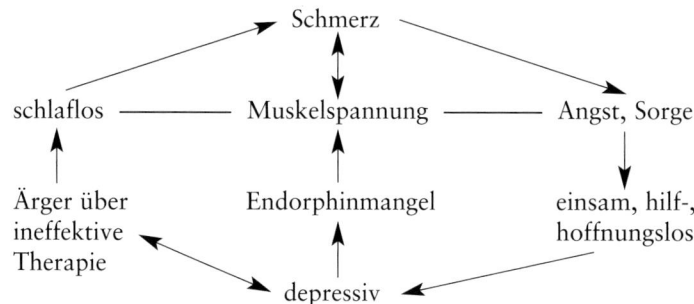

Schmerz kann gedeutet werden als:
• Entgleisung der leiblichen Harmonie;
• Gegensatz zwischen Lebenselan und Zerstörung von Lust;
• Symbol der unvollendeten Welt, Sehnsucht nach Vollendung;
• Ursache von Bewusstsein und Inhalt der Angst;
• Herausforderung zur Anpassung und Sinnfindung;
• wehrloses Zurückgeworfensein auf den Körper.

Schmerzdauer

Nach der **Dauer** der Schmerzen werden unterschieden:
• Akuter Schmerz ist als Warnsignal notwendig und sinnvoll, um die Ursache zu beseitigen, d. h. wird akzeptiert. Akuter Schmerz dauert bis zu einer Woche.
• Protrahierter Schmerz dauert Wochen bis zu einem Monat, z. B. Schmerzen nach Verletzungen und Operationen, die eine längere Nachbehandlung erforderlich machen.
• Chronifizierte Schmerzen dauern bis zu einem Jahr, z. B. Bandscheibenschäden oder Schmerzen nach Gliedmaßenamputationen, die eine längere Rehabilitation erfordern. Die Kranken sind enttäuscht über den ausbleibenden Behandlungserfolg, haben Angst, dass die Schmerzen unbeeinflussbar werden können. Dazu können Medikamentenprobleme kommen.

Schmerz-Chronifizierungsfaktoren sind:
• primärer Krankheitsgewinn, wenn Schmerzen entlastend wirken;
• sekundärer Krankheitsgewinn, wenn der Schmerz Zuwendung bringt. Bei narzisstischen Menschen stabilisiert der Schmerz ihr emotionales Gleichgewicht.
• Ängste und Depression verschlimmern die Schmerzen.
• Bewertung, wenn psychogene Schmerzen als organisch bedingt erklärt werden.

- Verhalten chronifiziert, wenn der Kranke Schmerzen ignoriert oder durch Flucht in Aktivitäten verdrängt oder sich überfordert mit Durchhaltestrategien oder den Schmerz nur nonverbal durch Mimik oder Gestik ausdrückt.
- kritische Lebensereignisse wie Verluste.
- Ärzte, die eine falsche Diagnose stellen, Schmerzen rein körperlich verstehen oder sie nicht ernst nehmen und den Kranken bei gestörter Arzt-Patienten-Beziehung mit Placebos betrügen.

- Chronische Schmerzen dauern länger als ein Jahr, wie z. B. Stumpf- und Phantomschmerzen. Die Ursache spielt keine entscheidende Rolle mehr. Alle bisherigen Therapieversuche bleiben ohne Erfolg. Der nicht zu heilende Schmerz wird lebensbestimmend und als sinnlos empfunden. So wird der chronische Schmerz zur Schmerzkrankheit, die das Verhalten des Kranken und sein Leben verändert, weil der chronische Schmerz die Leistungsfähigkeit einschränkt, Angst vor sozialen und finanziellen Problemen und schließlich vor dem Sterben erzeugt. Der Kranke fühlt sich hilflos dem Schmerz ausgeliefert, wird entmutigt, depressiv bis verzweifelt. Die meisten Schmerz-Patienten sind depressiv; Depression intensiviert Schmerzen.

Unterschiede zwischen akutem und chronischem Schmerz:

| | akuter Schmerz | chronischer Schmerz |
|---|---|---|
| Bedeutung | wird akzeptiert als Warnsignal des Körpers | belastet psychosozial als eigene Schmerzkrankheit |
| Beispiele | Unfall, OP, Kolik | Phantom-, Kopf-, Kreuz-schmerzen |
| Schmerz-charakter | hell, stechend, gut zu lokalisieren, klingt schnell ab | dumpf, bohrend, brennend, schwer zu lokalisieren, diffus, klingt langsam ab |
| Nervenfasern | A-Delta-Fasern | C-Fasern |
| Begleitsymptome | Schwitzen, Tachy-kardie, Schlafstörung | Schlafstörung, Rückzug, Depression bis Suizidalität |
| Ursachen | eindeutig | multifaktoriell |
| Therapie | ursächliche Therapie | symptomatische Therapie |
| Dauer der Therapie | kurz, Tage bis zu einer Woche nach Bedarf i.m., i.v. | länger als ein Jahr individuell nach Zeitplan |
| Dosisintervall | niedrige Dosis, häufig | Retard-Mittel |

Akuten und chronischen Schmerz unterscheiden

Alte Menschen werden durch Schmerzen empfindlicher, aber seltener ernst genommen. Allein das Liegen verursacht Rückenschmerzen. Gelenkschmerzen sind bei Älteren häufig.

Gelenkschmerzen

| Gelenkschmerzen | entzündlich | degenerativ |
|---|---|---|
| Anlaufschmerz | länger als 30 Min. | weniger als 20 Min. |
| Belastungsschmerz | bei jeder Belastung | bei Ermüdung |
| Ruhe-, Nachtschmerz | meist | kaum |

Schmerzeinschätzung bei Demenz

Einige Pflegende und Ärzte verweigern dementen Personen Schmerzmittel, weil sie behaupten, diese Menschen hätten
• kein Schmerzempfinden mehr, weil sie nichts mitbekämen,
• keine Erinnerung an Schmerzen,
• nur banale Schmerzen, die nicht wirklich weh tun,
• sich an Schmerzen zu gewöhnen.

Genaue Beobachtungen von Verhaltensänderungen lassen Schmerzen erkennen, z. B. lautes, schnelles Atmen, verkrampfte Haltung, liegt unerreichbar in Embryonalhaltung, hält sich eine schmerzhafte Stelle oder reibt sie, verweigert Pflege, läutet ständig, klammert sich an oder reagiert verwirrrt.

ECPA

Die ECPA (échelle compartementale de la douleur pour personnes agées non communicantes) hilft, Beobachtungen zu dokumentieren und Schmerzen ernst zu nehmen:

**Dimension 1:** Beobachtungen außerhalb der Pflege

Außerhalb der Pflege
• verbale Äußerungen: Stöhnen, Klagen, Weinen, Schreien bei Ansprache oder spontan
• Gesichtsausdruck: entspannt, besorgter/gespannter Blick, Verziehen des Gesichtes, verkrampfter/ängstlicher Blick, starrer Blick/Ausdruck
• spontane Ruhehaltung: keine Schonhaltung, Vermeidung einer bestimmten Haltung, wählt Schonhaltung, sucht erfolglos schmerzfreie Schonhaltung, bleibt vollständig immobil.

Während der Pflege

**Dimension 2:** Beobachtungen während der Pflege
• ängstliche Abwehr: zeigt keine Angst, ängstlicher Blick, reagiert mit Unruhe, mit Aggression, schreit, stöhnt, jammert.
• Reaktionen bei der Mobilisation: steht auf/lässt sich mobilisieren, fürchtet Mobilisation mit gespanntem Blick, klammert mit den Händen, macht Gebärden, nimmt während der Mobilisation/Pflege Schonhaltung ein, wehrt sich gegen Pflege.
• Reaktionen während Pflege von schmerzhaften Zonen: keine negative Reaktion, reagiert während der Pflege ohne Bezeichnung, reagiert beim Anfassen/ Berühren schmerzhafter Zonen, reagiert bei flüchtiger Berührung schmerzhafter Zonen, Unmöglichkeit, sich schmerzhafter Zone zu nähern.
• verbale Äußerungen während der Pflege: keine, Schmerzäußerung, wenn man sich an den Patienten wendet, sobald man beim Patient

ist, spontane Schmerzäußerung oder spontanes, leises Weinen/Schluchzen, spontanes Schreien, qualvolle Äußerungen.

**Dimension 3:** Auswirkungen auf Aktivitäten            *Während Aktivitäten*
- Auswirkungen auf den Appetit: kein, leicht reduzierter Appetit, muss animiert werden, einen Teil der Mahlzeiten zu essen, isst trotz Aufforderung nur ein paar Bissen, verweigert jegliche Nahrung.
- Auswirkungen auf den Schlaf: guter Schlaf, Einschlafschwierigkeiten oder/und verfrühtes Erwachen, zusätzliches nächtliches Erwachen, seltener oder fehlender Schlaf.
- Auswirkungen auf Bewegungen: bewegt sich wie gewohnt, vermeidet gewisse Bewegungen, seltenere oder verlangsamte Bewegungen, Immobilität, Apathie oder Unruhe.
- Auswirkungen auf Kommunikation/Kontaktfähigkeit: üblicher Kontakt, Herstellen von Kontakt erschwert, Patient vermeidet Kontakt, jeglicher Kontakt fehlt, total indifferent.

Manche Kranke verstummen, weil ihnen niemand glaubt oder sie dazu erzogen wurden, die Zähne zusammenzubeißen.

Folgen von unzulänglicher Schmerztherapie (Kojer, S. 284):     *Unzulängliche Schmerz-*
- Körperliche Folgen: Appetitlosigkeit, Kachexie, Kraftverlust, Stürze,    *therapie* Frakturen, Bettlägerigkeit, Immobilität, Dekubitus, Infektanfälligkeit.
- Psychische Folgen: Unruhe, Schreien, Aggressivität, Verwirrtheit, Rückzug, Isolation, Depression und Angst. Dagegen werden Beruhigungsmittel gegeben.

> **Merke:** Diese Folgen verursachen Folgekosten und beeinträchtigen die Lebensqualität erheblich.

Verschlechterung des Wohlbefindens durch Verstopfung oder Inkontinenz, juckende Haut, trockener Mund (oft mit Soor) mit Sprech- und schmerzhafter Schluckstörung kann Schmerzen intensivieren. Untersuchungen und Spritzen können verletzend wirken und schmerzen, und bereits Berührungen können weh tun. Andererseits können Einreibungen und Massagen Schmerzen lindern.

## Begegnung mit Schmerzen:

Fremderfahrung: Wie habe ich Schmerzen bei anderen erlebt?     *Erfahrungen mit Schmerzen*
- Wenn ein Säugling weint, ein Kind vor Schmerzen schreit.
- Wenn sich ein Kranker vor Koliken krümmt.
- Wenn sich der Gesichtsausdruck bei Herzinfarkt verzerrt.
- Wenn Patienten bei Verbrennung oder bei chronischen Schmerzen jammern.

Selbsterfahrung:
- Unbewusst bleiben Geburtsvorgang und frühkindliches Unwohlsein.
- Wie bewusst erlebte ich früher quälende Schmerzen?

Leiden ist mehr als Schmerz:                *Leiden ist mehr als Schmerz*
- Es ergreift die ganze Person und wirkt nachhaltiger.

- Leiden macht sprach-, hilf-, trost-, hoffnungs- und sinnlos, verlassen, einsam, ängstlich und depressiv bis zu Todesgedanken, wenn der Lebensmut sinkt.
- Wie lange noch?
- Warum? Warum gerade ich und gerade jetzt?
- Wozu, wofür muss ich leiden? Welchen Sinn hat Schmerz?
- Wie kann ich Schmerzen vermeiden, akzeptieren und überwinden?

**Hilfe durch Pflegende**

Wie können Pflegende helfen?
- Dem Schwerkranken ruhig zusprechen und fragen: Was tut weh? Wo? Seit wann?
- Die Person mit ihrem Schmerz akzeptieren, so wie sie ist.
- Den Kranken bequem, entspannt lagern und die Lage wechseln.
- Jede Pflegehandlung und Lageänderung ankündigen.
- Vor schmerzhaften Pflegemaßnahmen Schmerzmittel geben.
- Behutsam, langsam und zart berühren.
- Aktivierend pflegen, um vermeidbare Schmerzen z. B. durch Kontrakturen oder Dekubiti zu verhindern.

## Schmerzmanagement

**Schmerztherapien**

**Nicht-medikamentöse Schmerztherapie**
- **Psychotherapie:** Indikationen zur Psychotherapie sind:

**Psychotherapie**
  - gestörte emotionale Schmerz-Verarbeitung mit Angst, Depression, Passivität und Medikamenten-Missbrauch;
  - Vermeidungsverhalten, Durchhaltestrategie und Ignorieren;
  - unzureichende Stress- und Schmerzbewältigung;
  - Somatisierung mit anderen, z. B. vegetativen, Symptomen;
  - psychosoziale Konfliktsituation und sozialer Rückzug.
- Gesprächsgruppen, die tiefenpsychologisch orientiert sein können;
- Kognitive Verhaltenstherapie (VT) bei Schmerzen:
  - informiert über Schmerzentstehung und -aufrechterhaltung;
  - stärkt durch Atem- und progressive Muskelentspannung das Kontrollbewusstsein;
  - leitet an, sich selbst zu beobachten, um den Zusammenhang von Denken, Fühlen und Schmerzen zu erleben und Hilf- und Hoffnungslosigkeit abzubauen;
  - wendet die Aufmerksamkeit durch Gespräche von den Schmerzen ab;
  - fördert positive Vorstellungen von Schmerzbewältigung, um Schmerz verstärkende Gefühle zu ändern, den Schmerz zu transformieren und selbst zu kontrollieren;
  - strukturiert kognitiv um im Gespräch mit dem Therapeuten, um mit Schmerzen unvereinbare Leitgedanken und Selbstanweisungen zum Umgang mit Schmerzen zu erarbeiten;
  - baut Kontakte unabhängig von Schmerzen auf.

**Selbst-Training**
- **Selbst-Trainings-Konzept:** Dazu können Pflegende anleiten und als Vorbild zur Nachahmung anregen, d. h. sie haben „Schmerzlinderungsmacht" (Weißenberger-Leduc).
  - den Schmerz ausdrücken mit Hilfe eines Schmerz-Tagebuchs, Verbal Rating und Smiley-Scale;

- sich im Alltag entspannen lernen und Alternativen finden;
- gesund leben, sich beschäftigen und für sich selbst sorgen;
- Medikamente überprüfen;
- Sinnorientierung an sozialer Aufgabe und Solidarisierung im Leid;
- Stress bewältigen lernen.
  Selbsthilfe: Deutsche Schmerzliga und ASH = Aktive Schmerzhilfe.
- **Psychophysiologische Therapie zur Stressbewältigung:**
  - Entspannung mit Autogenem Training;                                    Entspannung
  - Biofeedback: angespannte Muskeln werden rückgemeldet, mit Signalen gekoppelt und bewusst gemacht.
- **Komplementäre Therapie:**
- Entlastende Lagerung zur Muskelentspannung und Ruhigstellung;           Zusatztherapie
- Physikalische Therapie:
  - Bei akuten Schmerzen hilft meist Kälte;
  - Bei chronischen Schmerzen hilft Wärme mit Ölbädern, Wickeln, heißer Rolle, mit Peloiden (Moor, Fango-Packungen), Umschlägen und Infrarot;
  - Anwendung von elektrischem Strom (ist bei Schrittmacher-, Metallprothesen- und Splitterträgern zu vermeiden):
    - Hochfrequenz-Therapie mit Mikro- oder Kurzwelle;
    - Elektrotherapie mit Galvanisation (Gleichstrom), Reizstrom, diadynamischen Strömen und Ultraschall;
    - TENS: transkutane elektrische Nervenstimulation reizt nichtschmerzleitende Nerven über dem Schmerzgebiet und ist bei der Hälfte der Schmerzpatienten erfolgreich.
- Physiotherapie:
  - passive: Lagerung, Reflexzonentherapie (Akupressur), Lymphdrainage, Bewegungstherapie im Wasser, Durchbewegen, Basale Stimulation und therapeutisches Berühren;
  - aktive: Krankengymnastik, isometrisches Training und Geh-Training, Atemtherapie.
- Manuelle Therapie und Akupunktur oder -pressur wirken nicht bei jedem Schmerzpatienten.
- Naturheilkunde mit Salben und Tees: Arnika, Heublumen, Senf, Teufelskralle, Weidenrinde, Brennnessel, ätherische Öle. Ausleitend wirken Aderlass, Schröpfen, Einlauf, Kantharidenpflaster, Senfmehlwickel, japanische Heilpflanzen, Sonne, Heilquellen, Fasten oder Diät. Manche schwören auf Bachblüten, Homöopathie oder Aromatherapie.
- Umstritten ist segmentale Neuraltherapie mit Procain. Diese alternativen Methoden fördern die Kreativität, die Mitarbeit der Angehörigen und die Zustimmung des Kranken, wenn sein Wohlbefinden zunimmt. Nicht eine Methode allein ist erfolgversprechend, sondern die Kombination der verschiedenen Möglichkeiten.

**Medikamentöse Schmerztherapie (nach KLASCHIK):**                          Schmerzmittel
- Analgetika sind Teil der Gesamtbehandlung: Die Kranken sollen sich wohl fühlen, Verstopfung, Übelkeit, Appetitlosigkeit und Schlafstörung sollen bekämpft werden.

Vorbeugend regelmäßig
- Schmerzmittel werden vorbeugend regelmäßig vor erneutem Schmerzanstieg, nicht nach Bedarf gegeben, um den Kranken dauernd schmerzfrei zu halten und die Schmerzerinnerung verschwinden zu lassen.
- Das Schmerzmittel ist so einfach wie möglich anzuwenden, d. h. oral, weil die meisten Sterbenden noch bis zu 12–14 Stunden vor dem Tod schlucken können, sonst s. c.; ca. 80 % der Sterbenden brauchen am letzten Tag Opioide.

Individuelle Therapie
- Die Schmerztherapie ist individuell anzupassen, je weniger desto besser; z. B. mit 5 mg Morphin beginnen und alle 4 Std. wiederholen.
- Kurz wirksame Präparate sind ungeeignet, weil sie schmerzhafte Phasen – z. B. nachts – nicht vermeiden. Lang wirkende Präparate sind bei alten kranken Menschen schwerer abzuschätzen als bei jüngeren; Morphine beschleunigen nicht den Tod.
- Die Schmerzfreiheit sollte in drei Schritten erreicht werden: zunächst nachts, dann tagsüber in Ruhe und schließlich Schmerzfreiheit bei Bewegung.
- Nach dem 3-Stufenschema der WHO ist das Schmerzmittel zu wechseln, wenn ein Mittel versagt:

3-Stufenschema der WHO

Stufe I      Nichtopioidhaltige Analgetika, z. B. Metamizol, Paracetamol oder Naproxen

Stufe II      Schwache Opioide + Nichtopioidanalgetika, z. B. Tramadol, Tilidin oder Dihydrocodein + Metamizol, Paracetamol oder Naproxen

Stufe III      Starke Opioide + Nichtopioidanalgetika, z. B. Morphin oder Fentanyl + Metamizol, Paracetamol oder Naproxen

- Eine Begleitmedikation bei Opioidbehandlung gegen Verstopfung ist dringend notwendig. Ko-Analgetika sind nicht routinemäßig nötig, und evtl. ist eine Blockadetherapie wie Lokal- oder Spinalanästhesie hilfreich.

## Analgetika (Auswahl nach der Roten Liste 2003)

**Stufe 1:**
**Nichtopioidhaltige Analgetika**
ASS, Metamizol = Analgin®, Berlosin®, Novalgin®, Novaminsulfon®
Paracetamol = Benuron®, Captin®, Contac®, Enelfa®, Fensum®, Grippostad®, Mono Praecimed®, Togal®;
**Nichtsteroidale Antiphlogistika (NSA)**
- Cox2-Hemmer: Vioxx®, Celebrex®
- Diclofenac = Allvoran®, Diclac®, Diclo®, Diclophlogont®, Duravolten®, Effekton®, Lexobene®, Monoflam®, Myogit®, Rewodina®, Sigafenac®, Voltaren retard®
- Ibuprofen = Aktren®, Contraneural®, Dismenol®, Dolgit®, Dolopuren®, Dolodoc®, Esprenit®, Ibu®, Ibuflam®, Imbun®, Novogent®, Optalidon®, Opturem®, Parsal®, Tempil®, Urem®
- Indometacin = Indo®, Mobilat®
- Naproxen = Aleve®, Dysmenalgit®, Proxen®
- Phenylbutazon = Ambene®, exrheudon®
- Piroxicam = Brexidol®, Felden®, Prio®, Rheumitin®

**Stufe 2:**

**Schwache Opioide (nicht BtM (Betäubungsmittel))**

- Tramadol = Amadol®, Tradol®, Trama®, Tramagetic®, Tramagit®, Tramal®, Tramundin®
- Tilidin = Andolor®, Findol®, Nalidin®, Tili®, Valoron N®
- Codein = Codi-Opt®, Tryasol®
- Kombination mit Codein: Azur comp®, Combaren®, Contraneural®, Dolviran N®, Gelonida®, Lonarid®, Mexe®, Migraeflux N®, Nedolon P®, Optipyren®, ParacetaCod®, Paracetamol comp®, Praecineural®, Talvosilen®, Titretta®
- Dihydrocodein: DHC®, Paracodin®, Tiamon®

**Stufe 3:**

**Starke Opioide (BtM)**

- Morphin: Capros® = M-dolor®, Kapanol® = M-beta®, M-long®, Mogetic®, MSI®, MSR®, MST®, Onkomorphin®, Sevredol®; OXYGESIC®, Palladon® = Dilaudid®
- andere: Pethidin® = Dolantin®, Dipidolor®, Fentanyl® = Actiq® = Durogesic®, Fortral®, Polamidon®, Rapifen®, Sufenta®, Subutex® = Transtec® = Temgesic®

Morphine wirken:                                                  Indikationen

- zentral dämpfend, schmerzlindernd, die Atmung hemmend, Pupillen verengend, Brechreiz auslösend
- peripher: verstopfend, verzögern die Magenentleerung, bedingen Harnverhalt und Gallenbeschwerden.

Opioide sind auch bei nicht tumorbedingten Schmerzen indiziert:

- bei schwerem Gelenkverschleiß und starker Osteoporose,
- bei Neuralgien nach Gürtelrose,
- bei Phantom- und Thalamus-Schmerz-Syndrom,
- bei postoperativen Schmerzen.

Je länger die Behandlungsdauer mit Opioiden, desto größer die Wahrscheinlichkeit, die Dosis zu reduzieren oder die Verordnung von Morphinen zu stoppen. Die orale Verabreichung von Morphinen macht kein psychisches Verlangen nach einer Wiederholung des „High-Gefühls" wie bei intravenöser Injektion, d. h. es kann bei oraler und regelmäßiger vorbeugender Gabe keine Sucht entstehen.

Nebenwirkungen der Opioide:                                       Nebenwirkungen

| | |
|---|---|
| Tramadol, Tilidin-Naloxon: | Übelkeit, Schwitzen, Schwindel, Benommenheit |
| Codein, DHC®: | Verstopfung, Übelkeit, Euphorie, Sedierung |
| Morphine: | Verstopfung, Übelkeit, flache Atmung, Sedierung, enge Pupillen und Wärmegefühl. |

Nebenwirkungen lassen sich verhindern und kontrollieren:

- bei Verstopfung: Movicol®, Lactulose, Kleie, Leinsamen
- bei Brechreiz: Vomex A®, Metoclopramid oder Haldol®
- bei Schwitzen: Prednisolon
- bei Verwirrtheit: kein Haldol®, sondern Zuwendung.

Ko-Analgetika

Ko-Analgetika:
Bei Krebspatienten und multimorbiden, älteren Patienten mit gemischten Schmerzen ist oft eine kombinierte Therapie nötig:
- Antidepressiva wie Doxepin, Amitriptylin, Clomipramin oder Imipramin erhöhen die Schmerzgrenze.
- Antiepileptika wie Carbamazepin (Tegretal®) oder Valproinsäure helfen bei stechenden, lanzinierenden Schmerzen wie Gabapentin.
- Benzodiazepine lindern Muskelverspannung und Angst.
- Haldol®, besser Psyquil® verhindern Erbrechen bei Opioidgaben.
- Baclofen = Lioresal® löst die Spastik.
- Kortison (Dexamethason) hilft bei Hirndruck infolge eines Hirnödems und bei Nervenkompression, z. B. durch Metastasen.
- Calcitonin und Biphosphonate (Aredia®, Bondronat®) sind bei Osteoporose und bei Knochenmetastasen wirksam.
- Lokalanästhetika wie Prilocain (Xylonest®), Lidocain, Bupivacain (Dolanaest®) und Ropivacain (Naropin®), auch ganglionäre lokale Opioidanalgesie (GLOA) und chemische Neurolyse mit Ethanol (für den Plexus coeliacus) werden eingesetzt zur Nerven-, Sympathikusblockade oder zur Triggerpunktinfiltration.
- Fehler im Rahmen der Schmerztherapie (nach KOJER): Gabe der Analgetika zu spät, zu wenig, zu kurz, zu selten und nur nach Bedarf.

Im Sterben absetzen

Im Finalstadium sollten folgende Medikamente abgesetzt werden: Antibiotika, Vitamine, Herzmedikamente, Diuretika und Antiepileptika.

Operative Verfahren wirken oft nur Monate und können chronische Schmerzen verstärken, wenn sie Nervenwurzeln durchtrennen:

- DREZ (dorsal route entry zone) koaguliert Nerven vor Eintritt ins Rückenmark.
- PNS (periphere Nervenstimulation) ist effektiver als die epidurale spinale Stimulation.
- Reizelektroden im Ganglion Gasseri (Trigeminus) werden vorübergehend stereotaktisch implantiert.

Eine Strahlentherapie schädigt das Tumorgewebe und lindert Schmerzen bei Knochen-, Leber- oder Hirnmetastasen. Frühschäden sind der Strahlenkater mit Schwäche, Übelkeit, Strahlendermatitis, evtl. Haarausfall oder Fieber. Die Symptome lassen sich lindern.

Nicht jeder Schmerz ist zu beseitigen

Wenn Schmerzen nicht beseitigt werden, sind folgende Fragen zu klären:
- Nimmt der alte Mensch überhaupt seine Medikamente?
- Verbirgt sich hinter dem Schmerz eine schwere Depression?
- Sind die Ursachen der Schmerzen abgeklärt?
- Kann der Patient von einer Zusatztherapie profitieren?
- Wird er nicht ernst genommen und mit Placebos betrogen?

Placebos täuschen

Placebos sind bewusste Täuschungen, mit denen der Helfer das Vertrauen missbraucht, wirkliche Hilfe verweigert und Macht ausübt. Placebos widersprechen dem Grundsatz der Wahrhaftigkeit.

**Ursächliche Faktoren:**

- Körperliche: Sinusitis, grüner Star, Meningo-Enzephalitis, Subarachnoidalblutung; wiederkehrend: Migräne (halbseitig, Übelkeit, licht- und lärmempfindlich), Trigeminusneuralgie; chronische Kopfschmerzen bei HWS-Syndrom, nach Schädel-Hirn-Trauma, bei Hirntumor und bei Nierenversagen.
- Psychiatrische: Depression und Sucht.
- Psychische: Spannungskopfschmerz am häufigsten bei Konflikten.
- Medikamentöse: tägliche Einnahme von Schmerz- oder Migränemitteln.

**Hilfen:**

- Schmerzklage ernst nehmen, Ursachen klären, behandeln lassen.
- Einfühlend sprechen, aus Biografie zu verstehen versuchen.
- Im akuten Fall Kälte anwenden, bei Hinterkopf-Nackenschmerzen Wärme.
- Nacken- oder Fußreflexzonen-Massagen, Fußbäder, Pfefferminzöl oder japanisches Heilpflanzenöl auf die Stirn einreiben.
- Entspannungsübungen und Verhaltenstherapie vermitteln.
- Analgetika nur nach Verordnung geben, bei Spannungskopfschmerz Antidepressiva, bei Migräne Aspirin® und statt Ergotamin Triptan zusammen mit Metoclopramid geben.
- Selbsthilfe: Migräne Liga, Deutsche Schmerzhilfe.

*Beispiel Kopfschmerzen (auch bei Sterbenden)*

## 1.2.27 Schwäche

☞ Kachexie, Verfallssyndrom

## 1.2.28 Schwindel und Sturzneigung

**Ursachen:**

- Körperliche: Ohnmacht bei Durchfall, Herzinfarkt, Anfallsleiden, Hypoglykämie, TIA, Seh-, Gehbehinderung, Parkinson.
- Psychiatrische: Demenz, Alkohol-, Medikamentenabhängigkeit, Angst und Depression.
- Medikamente: Diuretika, Neuroleptika, Schlafmittel-Abusus, Anticholinergika, Antidepressiva, Analgetika, Spasmolytika.
- Umweltfaktoren: Stolperfallen (Teppiche, Stufen), Lichtmangel, ungeeignete Schuhe.

**Hilfen:**

- Pflegende geben Sicherheit, bleiben sicht- oder hörbar.
- Ursachen klären, behandeln lassen, Angst beruhigen.

*Sicherheit geben*

- motivieren, täglich noch Gehen und Bewegen zu üben;
- Vomex® geben und Schwindel verursachende Medikamente absetzen.
- Oberschenkelhalsbrüche mit Hüftprotektoren (Schalen) verhindern, Bodenmatratzen oder Teilbettgitter, die der Vormundschaftsrichter nicht genehmigen muss:

*Unfälle verhindern*

- Unfallverhütungsmaßnahmen dokumentieren:
  - Umgebung übersichtlich gestalten, vereinfachen;
  - gut ausleuchten, nachts Dämmerleuchte;
  - rutschfeste Teppiche, Treppen, Elektrogeräte (Fön) sichern;
  - Vasen, spitze Gegenstände, giftige Pflanzen und Medikamente entfernen;
  - Feuerzeug, Streichhölzer, evtl. Autoschlüssel verstecken;
  - WC und Badewanne mit Haltegriffen sichern , Ein-, Ausstiegshilfen, rutschfeste Matte, Seifenschale und Handtuchhalter fest verankern, WC-Sitz erhöhen, Hosen mit Hüftpolstern sichern, Stock, Gehbock, Rollator.

*Freiheitsentzug durch Fixierung*

- Das Fixieren des Patienten (mechanisch mit Bettgitter oder Bauchgurt oder chemisch mit Neuroleptika) gilt als freiheitsentziehende Maßnahme. Fixierung muss stets vom Vormundschaftsrichter genehmigt werden, wenn Neuroleptika länger als drei Tage oder regelmäßig nicht Heilzwecken (z. B. Halluzinationen, Wahn) dienen, sondern so ruhig stellen, dass sich der Patient nur noch wenig bewegt (§ 1904, Abs. 4, BGB). Einmalige Fixierung wegen Selbstgefährdung ist nur bei Uneinsichtigen erlaubt, aber das Selbstbestimmungsrecht hat Vorrang. Neuroleptika fördern einen schlürfenden Gang und sind die häufigste Ursache von Stürzen. Sturzgefahr, Schwindel, Unruhe, Verwirrtheit, Selbstgefährdung und Personalmangel sind die Fixierungsgründe.

## 1.2.29 Schwitzen

### Ursachen:

- ungeeignete Bettwäsche, überhitztes Zimmer;
- Atemwegs- oder Harnwegsinfektionen, Tumorleiden;
- Angst, Wut oder Erregung.

### Hilfen:

*Erfrischen*

- leichte Bettwäsche mit Naturfaser, mit leichter Decke zudecken;
- Zimmertemperatur senken;
- kalt abwaschen, Kleidung wechseln;
- erfrischende Getränke, z. B. kalten Salbeitee;
- Antibiotikagabe bei bakteriellen Infekten.

## 1.2.30 Trockener Mund

☞ Durst

# 1.2.31 Übelkeit und Erbrechen

> Übelkeit und Erbrechen treten bei 40% der Sterbenden in den letzten Tagen auf.

## Ursachen:

- Körperliche:
  - Ösophagitis, Gastritis, Magenulkus nach Antirheumatika, Gallen- oder Nierensteinkolik;
  - Verstopfung und Ileus mit Stuhlerbrechen;
  - Infektionen und Husten;
  - Stoffwechselstörung: Hyperkalzämie, Hyponatriämie, Urämie;
  - erhöhter Hirndruck durch Tumor oder Metastasen, Schädel-Hirn-Trauma bedingen Erbrechen im Schwall, Apoplex, Migräne, Menière;
- Medikamente: Antirheumatika, Antibiotika, Digitalis, Theophyllin, ASS, Opioide oder Zytostatika, Alkoholvergiftung;
- Psychische: Stress, Angst, Depression, Schmerzen, ungepflegter Mund, unappetitliche Speisen, Gerüche, Probleme: „Es ist zum Kotzen, den Ärger ausspucken, die Galle kommt hoch, es liegt schwer im Magen".

## Gefahren:

- unsichere Wirkung von Medikamenten;                    Unsichere Wirkung
- Exsikkose, Angehörige fürchten Verhungern;
- Schwäche mit kaltem Schweiß, Blässe, Tachykardie, Müdigkeit;
- Mund- und Ösophagusentzündung;
- Aspiration.

## Hilfen:

- Gespräche, Zuwendung;
- gute Mundpflege, Bonbons lutschen;
- sitzend lagern oder Seitenlage;
- Nierenschale, Zellstoff, Abfalleimer in der Nähe;
- frische Wäsche, Lüften, Duftstoffe;
- gut riechende, vorzugsweise kalte Lieblingsspeisen in kleinen Portionen appetitlich in entspannter Atmosphäre (Musik) servieren, Trinken versuchen;
- Behandlung der Ursachen:                    Ursachen behandeln
  - alle verzichtbaren Medikamente absetzen;
  - Antiemetika vorbeugend geben, die meisten Kranken benötigen eine Kombination von zwei Mitteln, bei leichter Übelkeit oral, sonst Zäpfchen, evtl. subkutan mit Spritzenpumpe:
  - Prokinetika beschleunigen Magenentleerung: Motilium®, Metoclopramid = Paspertin®;
  - am Brechzentrum ansetzende Mittel: Antihistaminika wie Vomex® (bei gleichzeitigem Schwindel), Anticholinergika wie Scopolamin, 5HT-Antagonisten wie Zofran®;

– Haldol® bei morphinbedingter Übelkeit;
– Kortison bei erhöhtem Hirndruck und Chemotherapie;
– Lorazepam bei Angst und psychisch bedingter Übelkeit.

## 1.2.32 Verfalls- oder Abbausyndrom

### Ursachen:

- Demenz mit Unterernährung bei hohem Energieumsatz durch den ständigen Bewegungsdrang;
- Multimorbidität mit Einschränkung der Hirn-, Herz- und Nierenfunktion;
- Kontrollverlust für Essen, Trinken und Ausscheidungen;
- Kontaktverluste durch Nicht-Erkennen der Angehörigen und durch Regression.

### Hilfen:

Zuwendung
- Schwerstkranke, auch Bewusstlose und Sterbende nehmen Zuwendung und Zärtlichkeit geliebter Menschen tröstlich wahr.
- Der Kranke entscheidet (der mutmaßliche Wille ist von Angehörigen oder aus der Patientenverfügung zu erfahren), ob er noch eine erlebbare Lebensqualität (z. B. durch die Anlage einer PEG) erreichen will; im Zweifelsfall sollte ein Team entscheiden.
- Eine Behandlung (auch Nahrungs- und Flüssigkeitszufuhr durch PEG) entgegen dem mutmaßlichen Willen des Kranken stellt eine Körperverletzung dar.
- Es ist leichter, eine lebensverlängernde Maßnahme nicht einzuleiten als sie zu beenden.
- Die Unterlassung einer Therapie bei akuten lebensbedrohlichen Komplikationen (z. B. Antibiotika bei Infekten oder Bluttransfusionen bei GI-Blutung) kann gerechtfertigt sein, muss aber begründet werden.

Würdevolles Sterben statt Lebensverlängerung
- Der Abbruch einer lebensverlängernden Maßnahme muss durch vormundschaftsrichterlichen Beschluss abgesichert werden (vgl. S.125 f). Das Sterben in Würde und Schmerzfreiheit gemäß dem mutmaßlichen Willen des Kranken ist ein höheres Rechtsgut als eine Lebensverlängerung (oft Leidensverlängerung) durch medizinische Maßnahmen.

## 1.2.33 Verstopfung

 Wenn Stuhlgang seltener als dreimal pro Woche abgesetzt wird, spricht man von einer Verstopfung (Obstipation).

## Ursachen

- Schwäche, Toilette kann nicht erreicht werden.
- Nahrungs-, Flüssigkeits- und/oder Bewegungsmangel, Bettlägerigkeit.
- Übelkeit, Erbrechen.
- Darmtumoren, -divertikel, Analfissuren, Hämorrhoiden;
- Hyperkalzämie, Hypokaliämie, Diabetes;
- Medikamente: Opioide, Anticholinergika, Sedativa, Diuretika, Antihistaminika, aluminiumhaltige Antazida, Laxanzienmissbrauch;
- psychisch: Verwirrtheit, Depression, Angst, Scheu, die Bettschüssel zu benutzen.

## Hilfen:

- ballaststoffreiche Kost,                                                      Ballaststoffe
- viel trinken: Apfel-, Trauben-, Sauerkrautsaft, Sennesblätter-, Schlehenblüten-, Faulbaumbeerentee,
- viel bewegen, Kolonmassage anbieten,                                          Bewegung
- Nachtstuhl bereitstellen,
- obstipationsfördernde Medikamente absetzen,
- Füll-, Quellmittel: Flohsamenschalen, Weizenkleie, Leinsamen,
- Laxanzien:
  - osmotische Laxanzien binden Wasser: Movicol®, Lactulose (Bifiteral®), Mannit, Lecicarbon®, Mikroklist®;
  - stimulierende Laxanzien steigern die Wassersekretion: Liquidepur®, Laxoberal®, Obstinol®, Dulcolax®;
  - Gleitmittel weichen den Stuhl auf: Paraffin (Agarol®);
  - salinische Laxanzien, z. B. Bitter- oder Glaubersalz.
- Zunächst orale Laxanzien anwenden, danach Zäpfchen oder Klystiere (Mikroklyst), bei Nichterfolg hohe Einläufe, bei Kotsteinen manuelle Ausräumung.

> Bei opioidbedingter Verstopfung ist oft die Kombination von stimulierenden Laxanzien und Gleitmitteln nötig.

# 2 Gesundheitsfördernde Palliativpflege für mehr Lebensfreude und Lebensqualität

## 2.1 Versuch, Lebensqualität für psychisch veränderte Sterbende zu definieren

In Heimen hatte die Aktivierung der Bewohner häufig mehr Bedeutung als deren Lebensqualität vor dem Tod. Lebensqualität und Autonomie von Kranken zu erhalten gilt als Qualitätskriterium auch für die Sterbequalität. Aber nicht die Helfer können definieren, was der einzelne Kranke trotz fortschreitender Erkrankung als Lebensqualität für sich empfindet. Will er noch ein bestimmtes Ereignis erleben oder ist die empfundene Lebensqualität so gering, dass er mit seinem Leben abgeschlossen hat? Die Antwort auf die Frage „Was bedeutet Lebensqalität für Sie?" lautet für jeden anders und kann sich je nach Situation immer wieder ändern.

*Lebensqualität und Autonomie erhalten*

In der Palliativpflege gilt z. B. das Lebensqualitätsmodell von FERRELL und HASSEY DOW (1995), wonach Lebensqualität Wohlbefinden ist:
- körperliches Wohlbefinden und Symptomlinderung,
- seelisches Wohlbefinden ohne Angst und Depression,
- soziales Wohlbefinden in Rollen und Beziehungen,
- spirituelles Wohlbefinden mit Hoffnung und religiöser Bedeutung der Krankheit.

In der Altenpflege wird der spirituelle Aspekt oft vernachlässigt, und Wohlbefinden wird mit körperlichem, seelischem und sozialem Funktionieren ohne Symptome gleichgesetzt.

Symptome zu lindern ist das wichtigste Ziel der Palliativpflege. Gelingt dies nicht, wird die Lebensqualität nicht nur des Kranken, sondern auch seiner Angehörigen beeinträchtigt. Beim Symptom-Management ist nach der Intensität der Symptome und nach dem damit verbundenen Leiden zu fragen: „Wie stark sind Ihre Schmerzen?" und „Wie belastend ist dieser Schmerz für Sie?" Beide Fragen haben eine unterschiedliche Bedeutung, denn der Kranke schätzt den Schmerz z. B. als relativ leicht ein, empfindet ihn aber als belastend, weil er deshalb an einer für ihn erfreulichen Aktivität nicht teilnehmen kann.

*Symptom-Management*

## 2.2 Mehr Lebensfreude durch bedürfnisorientierte Palliativpflege

Bedürfnisse berücksichtigen

Welche Bedürfnisse und Wünsche haben psychisch veränderte Menschen? Die zentralen Qualitätskriterien für die Heimbewohner wie Autonomie oder Entscheidungsfreiheit, Empathie, Privatheit, Sicherheit und Akzeptanz orientieren sich an Bedürfnissen, die bei jedem anders sind, d. h. jeder psychisch veränderte Mensch muss individuell und unterschiedlich betreut werden. Dabei können konstante Bezugspersonen Bedürfnisse am besten erfassen. Auch das Verhalten dementer Menschen ist von der Wechselwirkung ihrer subjektiven Bedürfnisse mit anderen Personen und von der Lebenswelt abhängig und nicht nur auf die Krankheit zurückzuführen, wie viele Mediziner behaupten.

Erfülltes Leben

Alle Bedürfnisse sind biologisch fundiert und sozial bestimmt. Physiologische Bedürfnisse sind vorwiegend innengeleitet, werden aber auch durch Sitten und Gebräuche im Laufe des Lebens kultiviert. Sozialpsychologische Bedürfnisse sind außengeleitet – durch Familie, Wohngruppe, Gemeinde oder Gesellschaft. Wird das Bedürfnis einer psychisch veränderten Person nach nützlicher Tätigkeit, Kommunikation und nach gesellschaftlicher Anerkennung nicht befriedigt, so ist der Betroffene im Wohlbefinden nicht weniger beeinträchtigt als bei organischen Mangelzuständen. Volkswirtschaftlich werden die mit Kaufkraft ausgestatteten, existenziellen Bedürfnisse oder Grundbedürfnisse (nach Nahrung, Kleidung, Wohnung, Bildung) sowie die Wohlfahrts-, Luxus- und Prestigebedürfnisse als Nachfrage wirksam. Diese Bedürfnisse werden durch das Angebot an Dienstleistungen, durch Werbung und die soziale Umwelt beeinflusst. Kunden streben eine größtmögliche Befriedigung ihrer Bedürfnisse gemäß deren jeweiliger Dringlichkeit an. Demente Personen als Kunden auf ihre Kaufkraft zu reduzieren, obwohl sie nicht mehr entscheiden können, ist genauso einseitig wie nur von Patienten zu sprechen. Kundenorientierung soll die Selbstständigkeit fördern, also brauchen Pflegende nicht einzugreifen, d. h. das Wirtschaftsunternehmen Heim kann bei der Aufteilung knapper Mittel bei dementen Personen Zeit und Zuwendung einsparen. Außerdem sagt der demente Kunde nicht, was er will. So kann Kundenorientierung zur strukturellen Gewalt werden.

Bedürfnis nach Liebe ist zentral

KITWOOD stellt die wichtigsten Bedürfnisse von Menschen mit Demenz in einer Rosette dar: zentral ist das Bedürfnis nach Liebe. Außerdem brauchen sie Trost (Nähe und Zärtlichkeit), primäre Bindung (Sicherheit), Einbeziehung (z. B. Neigung zum Anklammern, Aufmerksamkeit heischen), Beschäftigung und Identität mit der eigenen Lebensgeschichte.

Ähnlich ist die Bedürfnispyramide nach MASLOW:

| | |
|---|---|
| Wachstumsmotivation: | Bedürfnis nach Selbstverwirklichung |
| Defizitmotivationen: | Ich- oder Geltungsbedürfnisse |
| | Soziale oder Liebesbedürfnisse |
| | Sicherheitsbedürfnisse |
| | Physiologische Bedürfnisse. |

In dieser Bedürfnishierarchie fehlt das Bedürfnis nach Sinnfindung. Wenn nach MASLOW ein Bedürfnis befriedigt wird, lässt die Spannung nicht nach, sondern man möchte das nächsthöhere Bedürfnis befriedigen, der Mensch kommt nicht zur Ruhe.

Von diesen Grundbedürfnissen unterscheidet REST Bedürftigkeiten. Sie stammen aus lebensgeschichtlichen Erfahrungen und aus dem augenblicklichen Fühlen, sind also situationsgebunden und für den anderen oft überraschend. Sie werden mit Worten, häufig auch nur durch Gesten, Mimik, Körperhaltung, Bewegung, Unruhe, Blick oder Atem ausgedrückt. Nur sensible und flexible Pflegende können Bedürftigkeiten wahrnehmen oder erspüren. Hinter den Bedürftigkeiten können sich die für alle Menschen gültigen Grundbedürfnisse verbergen, die im Wissen der Pflegenden gespeichert sein sollten. Aber nicht die Pflegeperson weiß, was für eine bestimmte sterbende Person gut ist, sondern nur der Sterbende selbst.

Lebensfreude setzt Bedürfnisbefriedigung voraus:

• Die **körperlichen Bedürfnisse** scheinen im Vordergrund zu stehen, aber wie bedeutsam sind sie wirklich, z. B. für demente Sterbende? Sie wünschen Linderung ihrer Beschwerden, vor allem der Schmerzen und Luftnot, und aktivierende Gymnastik gegen Erschöpfung, ohne überfordert zu werden. Sie brauchen Vorbereitung jeder Lageveränderung, Rücksicht auf Schlafgewohnheiten und Essenszeiten, behutsame Unterstützung beim Essen und Trinken, bei der Kontrolle der Ausscheidungen, bei Bewegungen, bei ihrem Bedürfnis nach Ruhe und bei der Anregung der Sinne mit Musik, Wärme, Farben usw. Wenn eine psychisch veränderte Person beginnt, ihre Genitalien zu berühren, kann dahinter ein versteckter Wunsch nach sexuellem Erleben sogar noch im Sterben stehen. In der Sexualität erfuhr der Sterbende Akzeptanz, Liebe, Geborgenheit, Nähe, Wärme, d. h. Leben.

Kann die sterbende Person fragen: „Darf mein(e) Partner(in) nackt zu mir ins Bett?"

• Das **Sicherheits- und Geborgenheitsbedürfnis** ist z. B. der oft unbewusste Wunsch des psychisch veränderten Sterbenden, dass eine kompetente Bezugsperson verfügbar ist, dass er also keine Angst zu haben braucht, allein zu bleiben oder die zum Leben gehörenden Dinge zu verlieren (z. B. ein Schmuckstück oder persönliche Kleidung) und dass er im Wohn-Pflege-Komplex bleiben darf. Eine Verlegung nimmt die letzte Sicherheit und Geborgenheit, es sei denn, der Sterbende darf zurück in seine Familie. Die Verlegung in ein Sterbezimmer kann der demente Mensch z. B. wie eine soziale Tötung erleben. Er braucht vielmehr die Sicherheit, dass er Freude und andere Gefühle äußern darf, ohne mit Beruhigungsmitteln diszipliniert zu werden.

Muss der Kranke betteln, in der Geborgenheit des Bettes bleiben zu dürfen oder muss er noch mobilisiert werden?

Zärtlichkeit

• Das **Bedürfnis nach Liebe** ist das zentrale Bedürfnis jedes Menschen. Auch eine sterbende Person möchte die Zärtlichkeit mit anderen teilen, Liebe verschenken und geliebt werden oder wenigstens so akzeptiert werden, wie sie ist, gleich was sie tut oder wie sie sich verhält. Sie drückt ihre Liebe mit dem Körper aus, umarmt oder küsst, was nichtinformierte Helfer als demente Distanzlosigkeit abwerten. Psychisch veränderte Personen brauchen vor allem liebevolle Akzeptanz in ihrer Sehnsucht nach Kommunikation. Sie wollen sich zugehörig fühlen und sehnen sich nach liebevollen Verbindungen über den Tod hinaus.

Wertschätzung

• Das **Bedürfnis nach Wertschätzung und Achtung.** Auch eine demente Person will in ihrem Streben nach Unabhängigkeit anerkannt und geachtet werden, sie will ihren guten Ruf, ihr Ansehen, ihr gutes Aussehen (Frisur, Kleidung) und den Respekt vor ihrer Person nicht verlieren, auch wenn sie verwirrt ist, Marotten zeigt oder Sonderwünsche äußert. Auf den Kontrollverlust über die Ausscheidungen folgt oft Liebesverlust der Angehörigen. Wenn Pflegende alte Pflegebedürftige duzen, drücken sie Macht und abwertende Verkindlichung aus.

Autonomie statt Fremd-bestimmung

• Das **Bedürfnis nach Selbstverwirklichung und Autonomie** oder Selbstbestimmung bis zuletzt zu erfüllen, ist wesentliches Merkmal der Qualitätssicherung. Der psychisch veränderte Mensch will seine Entscheidungsfreiheit erhalten, will bestimmen, von wem und wie viel er von der Wahrheit erfahren will, wann er schweigen will. Er will sich auch in kleinsten Beschäftigungen verwirklichen, sich nützlich machen, gebraucht werden, sich an Hausarbeiten beteiligen, noch etwas leisten, sich selbst pflegen, um nicht zur Last zu fallen. Um dieses progressive Bedürfnis z. B. dementer Menschen zu erfüllen, brauchen Pflegende eine hohe Toleranz gegenüber Unordnung und zeitlichen Verzögerungen.

Abschiednehmen

• Das **Bedürfnis nach Sinnsuche und Sinnfindung** zu befriedigen, stellt eine wichtige Aufgabe der Pflegenden in Altenheimen dar, um Verzweiflung zu verhindern und menschenwürdiges Sterben zu ermöglichen. Pflegende dürfen den Sinnfragen nicht ausweichen, sondern können dem Sterbenden helfen, über sich hinaus für andere Leidende zu beten, über sich hinaus an die Angehörigen nach seinem Tod zu denken und sich loszulassen für das Jenseits. Pflegende können sich vom Sterbenden helfen lassen, denn dieser weiß von seinem Sterben mehr als die beruflichen Helfer. Wer das Sterben verdrängt, lässt Bedürfnisse und „Geschäfte unerledigt". Sterbende und Angehörige sollten das Abschiednehmen sinnlich und sinnvoll erfahren können.

Den Bedürfnissen können die AEDL zugeordnet werden:

| Bedürfnisse | AEDL |
|---|---|
| Physiologische Bedürfnisse<br>– nach Bewegung<br>– Sauerstoff, Licht<br>– Nahrung<br>– Ausscheidung<br>– Temperaturausgleich<br>– Schlaf, Entspannung<br>– Sexualität | sich bewegen<br>vitale Funktionen aufrechterhalten<br>essen und trinken<br>ausscheiden<br>sich kleiden<br>ruhen und schlafen<br>sich als Mann bzw. Frau fühlen und<br>verhalten |
| Sicherheitsbedürfnis | für sichere Umgebung sorgen |
| Soziale Bedürfnisse und Liebesbedürfnisse | kommunizieren und soziale Bereiche sichern |
| Ich-, Achtungsbedürfnis | sich pflegen |
| Selbstverwirklichung | sich beschäftigen |
| Sinnfindung | mit existenziellen Erfahrungen umgehen |

*AEDL entsprechen Bedürfnissen*

Dementia Care mapping (DCM) oder positive Personenarbeit nach MÜL-LER-HERGL ist bisher die einzige Möglichkeit, Wünsche und Bedürfnisse dementer Menschen in Profilen sichtbar zu machen. Verhaltensstörungen werden als Versuch gesehen, Bedürfnisse mitzuteilen.

Wer nur den Krankheitszustand Demenz im Blick hat, wird das Nötigste tun, verliert aber den Blick für das Besondere des jeweiligen Menschen, für seine Bedürftigkeiten und seine persönliche Not. Nach der Pflegeversicherung gibt es nur körperliche Bedürfnisse, die Pflegende noch ernst nehmen sollen, aber aus Personal- und Zeitmangel selten die höheren Bedürfnisse nach Selbstverwirklichung, Achtung, Liebe und Sicherheit. Die Institution Heim kann die Bedürfnisbefriedigung behindern, und für die Wahrnehmung der Bedürfnisse fehlt den Pflegenden häufig ein entsprechend geschärfter Sinn. Wir können nicht frei entscheiden, ob wir den Bedürfnissen psychisch veränderter Personen entsprechen wollen oder sollen. Angehörige, Pflegende und Ärzte urteilen verschieden, welche Bedürfnisse diese Menschen haben dürfen und welche Pflege gut sei.

*Das Besondere des jeweiligen Menschen nicht vergessen*

Bedürfnisorientierte Palliativpflege zu mehr Lebensfreude beugt dem Sterbewunsch infolge Verdrängung von Lebenswünschen vor. Wünsche entspringen Grundbedürfnissen.

*Lebenswünsche*

Psychisch veränderte Sterbende wünschen:
- von Schmerzen und Beschwerden befreit zu werden;
- Würde, Selbstwertgefühl und Entscheidungsfreiheit bis zuletzt zu behalten;
- Liebe, Zuwendung und Begegnung von Mensch zu Mensch zu erleben, nicht allein zu sterben (den Wunsch „Bleiben Sie doch noch!" äußern auch sterbende Demente). Wer auf die Verlässlichkeit der Bezugsper-

son vertrauen kann, geht mit weniger Grauen in den Tod, lebt sein Sterben.
• in einer Lebenswelt wie zu Hause leben zu dürfen.

Sterben will gelebt werden

Auch der psychisch veränderte Sterbende bleibt, was er im Leben immer war, d. h. Bedürfnisse und Wünsche, die er früher nicht hatte, hat er auch nicht im Sterben. In manchen Heimen ist nur ein Sterben erwünscht, das nicht stört und zu keinem Mehraufwand führt, der dadurch entsteht, dass man auf die Bedürftigkeiten eingeht. Denn Sterben lernen heißt leben lernen. Wer sich mit dem Sterben auseinandersetzt, lebt bewusster und erfüllter.

Rechte des Sterbenden

Ein Sterbender hat das Recht auf freie Selbstbestimmung, persönliche Würde, Informationen und eine angemessene Therapie, um nicht unnötig leiden oder allein sterben zu müssen. Er hat das Recht, am heutigen Tag so zu sein, wie er ist (REST, S. 150):
• Sein Körper hat das Recht,
  – schmerzfrei zu sein,
  – in den Sinnen angeregt, eventuell Sexualität erleben zu dürfen.
• Aus dem Sicherheitsbedürfnis folgt das Recht,
  – zu oft oder nie zu klingeln, ohne verlassen zu werden,
  – den Tagesrhythmus auf die aktuelle Situation zu beziehen,
  – vor Unruhe und Überwachung geschützt zu werden,
  – auf alle Fragen ehrliche Antworten zu bekommen.
• Aus dem Bedürfnis nach Liebe ergibt sich das Recht,
  – Zuwendung und Zärtlichkeit ohne Abwertung zu erleben,
  – sich mit Angehörigen ohne Besuchszeiten zu verabreden,
  – Kinder und Tiere auf der Station/Wohngruppe zuzulassen,
  – Gefühle auf eigene Weise auch ohne Worte zu äußern.
• Das Bedürfnis nach Achtung erfordert das Recht,
  – nicht ohne Wunsch geduzt zu werden,
  – als Person geachtet zu werden,
  – nicht zu Gesprächen gedrängt zu werden,
  – im verwirrten Reden akzeptiert zu werden.
• Aus dem Selbstverwirklichungsbedürfnis folgt das Recht,
  – im Wunsch nach Einsamkeit akzeptiert zu werden,
  – schöpferisch, auch in der Fantasie, handeln zu dürfen,
  – an allen Entscheidungen teilzuhaben.
• Aus dem Sinnfindungsbedürfnis ergibt sich das Recht,
  – sich in seine Religion fallen zu lassen, friedlich zu sterben,
  – in der Begegnung mit Gott Trost und Versöhnung zu finden.

Da jede psychisch veränderte Person andere Bedürfnisse und Wünsche hat, erfordert bedürfnisorientierte Palliativpflege:
• sensible Helfer, die die individuelle Pflege täglich der aktuellen Bedürfnislage anpassen („maßgeschneiderte Pflege"),
• erfahrene Helfer, die fehlende Ressourcen durch mehr nonverbale Kommunikation, durch kleine Wohngruppen und durch Hilfsmittel ausgleichen und Kontakte mit Angehörigen fördern.

Angesichts der Sparzwänge fühlen sich manche Heime nicht länger verpflichtet, bedürfnisorientiert zu arbeiten.

Das Ziel des Qualitätsmanagements, die Menschenwürde bis zuletzt zu schützen, ist nicht durch Anordnungsgewalt des Gesetzgebers durchzusetzen, vielmehr können die zentralen Qualitätsdimensionen Autonomie, Empathie, Akzeptanz, Privatheit und Sicherheit auch für psychisch veränderte Sterbende durch gemeinsames Lernen der Beteiligten verbessert werden. Die Kranken wünschen bis zuletzt Begegnung von Mensch zu Mensch, d. h. Resonanzbeziehung zu erleben. Größte Lebensfreude erlebt, wer sich trotz Krankheit noch geliebt weiß. Ergebnisqualität bedeutet, dass nicht nur psychisch veränderte alte Menschen, sondern auch ihre Helfer und Angehörigen zufriedener werden.

*Menschenwürde bis zuletzt schützen*

*Resonanzbeziehung*

## 2.3 Mehr Lebensfreude durch Teilrehabilitation und Stressbewältigung der palliativ zu Pflegenden

Eine Teilrehabilitation, die Kompetenzreste zu aktivieren versucht, wird in stationären Altenhilfeeinrichtungen oft durch depressive Resignation der Kranken behindert und kann nicht allein durch Krankengymnastik, sondern in höherem Maße durch eine palliative Psychotherapie erreicht werden. Wie können palliativ zu Pflegende noch kurz vor dem Sterben Stress bewältigen? Sie sind noch in der Lage, ihre Verluste und Bedrohungen einzuschätzen und neu als Herausforderung zu bewerten. Sie können sich über Lösungsmöglichkeiten informieren, mit Bezugspersonen darüber sprechen, Notsituationen vermeiden und sich mit positiven Gedanken ablenken.

*Teilrehabilitation: Kompetenzreste aktivieren*

**Kurzfristiges Coping** (Stressbewältigung) bedeutet:
*   entspannen mit autogenem Training, progressiver Muskelentspannung oder Meditation und Abreaktion,
*   positive Selbstgespräche führen, z. B. über Fantasiereisen,
*   sich aussprechen und sich selbst belohnen.

*Stressbewätigung*

Sterbende können mit **langfristigem Coping** eine belastende Einstellung verändern, um z. B. durch Gespräche Probleme zu lösen, sich nichts vorzumachen und Folgen zu überprüfen.

Auch Sterbende können negative Selbstgespräche abbauen:

*Negative Selbstgespräche abbauen*

*   die Lebensbilanz positiv bewerten und Positives erleben,
*   sich Zeit nehmen und geduldig mit sich selbst sein,
*   sich selbst verstärken, sich loben und belohnen,
*   Gefühle aussprechen, Wünsche, Motive und Bedürfnisse klären, Grübeln stoppen und Ansprüche relativieren,
*   Situation und Einstellung ändern: den Auslöser oder Anlass neu bewerten, die consequenten Gefühle zulassen und alternativ Denken (ABCD-Strukturierung in der rational-emotiven Therapie nach Ellis),
*   Kontakte erweitern und pflegen, um zu kooperieren und Konflikte zu klären im Kontext von sozialen Rollen,
*   für kreativen Ausgleich sorgen,

- Sterbende können sich noch entwickeln, indem sie Sinn suchen und sich für sinnvolle Ziele engagieren.

**Selbsthilfe fördern**

Pflegende und palliative Psychotherapeuten können Selbstsorge und Selbsthilfe fördern, wenn sie

- schädliche Gewohnheiten zu verändern versuchen,
- störende Denkmuster infrage stellen wie Perfektionismus und innere Antreiber „Ich müsste, sollte, darf nicht....“,
- ermutigen,
  - Bedürfnisse und Wünsche, auch negative Gefühle zu äußern,
  - Warnsignale der Überforderung früh zu erkennen,
- Fähigkeiten und Ressourcen aus dem Beruf nutzen,
- die biografische Identität und Rolle bewusstmachen: „Ich bin ich (vom Haben zum Sein) trotz Vergänglichkeit“,
- im Jetzt leben und die verbleibende Zeit planen,
- ungewöhnliche Stresskiller einsetzen: Humor, Haustiere, Genießen mit Kauen, Saugen, Schmusen und Intimität, mit Faulenzen und Vorstellungsreisen,
- Entspannung vermitteln, z. B. durch ein Bad,
- dazu auffordern, Kontakte zu erhalten und Beziehungen zu gestalten im Geben und Nehmen,
- dem Sterbenden vermitteln, dankbar zu werden für alles, was er erfahren durfte, jeden Tag als Geschenk zu feiern,
- sich für realistische, noch machbare Ziele engagieren.

**Intensiver leben**

Jeder alte Mensch geht mit dem Stress des Sterbens anders um. Die Endlichkeit zu erfahren, heißt intensiver leben.

**Zusammenfassung**

---

Pflegebedürftige können durch palliative Psychotherapie ermutigt, teilweise rehabilitiert werden und Stress meistern, indem sie

- Stress erkennen: „Was will ich noch ändern?“,
- sich entspannen mit Bad, Massage oder Bewegung,
- Gefühle, auch negative, aussprechen,
- innere Antreiber abbauen und positiv denken,
- Stresskiller wie Humor, Genießen oder Schmusen einsetzen,
- für kreativen Ausgleich sorgen, z. B. durch Spielen,
- Ressourcen aus früherem Beruf nutzen,
- dankbar werden für alles, was man erfahren durfte,
- sozialen Rückhalt, Unterstützung und Kontakte erhalten,
- nicht nur Feste, sondern jeden Tag als Geschenk feiern,
- Im Hier und Jetzt leben und die restliche Zeit planen,
- sich für realistische, noch machbare Ziele engagieren; die Zukunft beginnt heute. Die Endlichkeit zu erfahren, heißt intensiver leben.

Pflegende können den Kranken im Sterbeprozess vor Stress schützen: Muss er noch aus dem Bett und im Sessel sterben, muss er noch abführen, trinken oder umgelagert werden?

---

## 2.4 Mehr Lebensfreude und Lebensqualität durch Stärkung des Selbstwertgefühls

Alte kranke Menschen fühlen sich in ihrem Selbstwertgefühl bedroht, weil sie vergesslich, langsamer, verschmutzt oder inkontinent werden, zittern oder glauben, hässlich auszusehen.

*Selbstwertgefühl stärken*

Ältere selbst und Pflegende können sich einsetzen für eine

- Wertschätzung und gesellschaftliche Aufwertung auch psychisch veränderter alter Menschen als Personen;
- eine Stabilisierung und Stärkung des Selbstwertgefühls;
- eine Lebensrückschau, die Unerledigtes abschließt und auch Krisen positiv umdeutet und Schuld, Scham und Angst überwindet.

*Wertschätzung*

Ich kann auch als palliativ zu Pflegender

- mir Zeit nehmen für mich und mich akzeptieren, mich schön machen;
- ein Recht auf meine Gefühle und meine Meinung haben, mich wertvoll fühlen, obwohl ich versage, mich selbstsicher behaupten und nein sagen;
- mich verantwortlich entscheiden und noch verändern, mich loben nicht für das, was, sondern wie ich es tue;
- ich selbst, eine selbstbestimmte Person werden;
- die schwindenden Kräfte als wandelnde Kräfte erfahren;
- ziel- und sinnorientiert mich und andere lieben und so in der Beziehung wachsen;
- mich mit mir selbst im Lebensrückblick versöhnen.

Erklärung der Selbstachtung nach V. SATIR: „Ich bin ich. Es gibt niemand, der so ist wie ich. Alles in mir gehört zu mir: mein Körper, meine Gefühle, meine Träume, Ängste, Erfolge, Niederlagen und Fehler. Weil das alles zu mir gehört, kann ich mich lieben. Wie immer ich aussehe, mich äußere, sage, tue, denke oder fühle in jedem Augenblick. Das bin ich. Ich bin ich und ich bin wertvoll".

*Selbstachtung*

## 2.5 Mehr Lebensfreude durch Genießen

Jeder Tag ist ein Geschenk zur Freude durch Genießen. Ich darf mir Zeit nehmen zu genießen, mir Genuss gönnen;

*Zeit zum Genießen nehmen*

- alle meine Sinne zum Genießen einsetzen;
- meinen Genuss nicht dem Zufall überlassen;
- bewusst genießen auf meine eigene Art mit Licht und farbigen Bildern, mit Kunst, mit Liedern, Musikhören oder Musizieren;
- wenig, aber richtig die kleinen Dinge genießen: Essen, Naschen, Schlaf, Bad, Zärtlichkeit, Schmusen, Kuscheln, Sexualität, Wärme, Düfte, Erholung, Spielen, Schmökern, Geschichten erzählen oder Wandern

mit Erleben von Natur, Sammeln schöner Gegenstände und vieles andere.

Gesund ist, was Spaß macht, und mein Körper weiß die Antwort, heißt in den Körper hineinfühlen, wie er empfindet, wenn ich mich so oder anders entscheide. Fange nie an aufzuhören! „Carpe diem" („Genieße den Tag"), Freude fängt Todesangst ab.

## 2.6 Mehr Lebensqualität durch Nutzung verschiedener Unterstützungssysteme

Unterstützung

Unterstützungssysteme können beispielsweise sein:

- soziale Beziehungen: Partner, Verwandte, Freunde, Bekannte, Nachbarn, Kollegen, Haushaltshilfe, Vereine, Parteien usw.,
- Haustiere, Blumen oder Pflanzen;
- Orte: Leseecke, Stammkneipe, Garten oder Wald;
- Gegenstände: Fotoalben, alte Briefe, Gesammeltes;
- Tätigkeiten: sich noch beschäftigen können, wiederkehrende Handlungen zu fester Zeit, z. B. Zeitung lesen, Kochen, Telefonieren oder ein Hobby;
- Ideen: Gott, Ordnung, Freiheit, Autonomie und Gerechtigkeit.

## 2.7 Mehr Lebensfreude durch Religion und Spiritualität

„Von guten Mächten wunderbar geborgen"

Gläubige können durch Lieder, Meditation und Gebete darauf vertrauen, im Sterben nicht in ein Nichts zu fallen, sondern im weiteren Leben dem liebenden und barmherzigen Gott und geliebten Verstorbenen zu begegnen oder auf die Auferstehung zu hoffen. Lebensfreude ist durch spirituelle Orientierung zu gewinnen. In individuellen Lebensaufgaben können Sterbende Sinn finden. Jeder ist gefordert, nach dem Sinn seines Lebens, seines Leidens und seines Sterbens zu fahnden. Nicht, was der Sterbende noch vom Leben zu erwarten hat, sondern was das Leben bis zuletzt von ihm erwartet, ist entscheidend. Wofür lohnt es sich noch zu leben? Wer ein „Warum" zu leben hat, erträgt fast jedes „Wie" (FRANKL, S. 124).

Lebensfreude bis zuletzt ist möglich:

- Positives Denken und Grübelstopp führen zu positivem Fühlen; auch hilft es, sich vorzustellen, trotz Pflegebedürftigkeit noch zufrieden sein zu können und noch glückliche Augenblicke zu erleben;
- verzerrtes Denken, Selbstzweifel und Perfektionismus abbauen;
- sich klar machen „Ich bin soviel wert, wie ich selbst von mir halte, nicht was andere von mir halten";
- Tagebuch führen mit positiven Eigenschaften, erfreulichen Aktivitäten (Genießen) und abendlicher Belohnung der Erfolge, um das Selbstwertgefühl zu stärken;
- Angst und Sorgen in vertrauten Gesprächen abfangen;
- Trauern zulassen, Fehler akzeptieren, Schuldgefühle hinterfragen und auf Vergebung hoffen;
- sich entspannen, sich selbst massieren und im Spiegel anlächeln;
- Beziehungen pflegen, andere loben, „Ich liebe mich und Dich und freue mich an Deinem Leben!";
- sich fragen, was angesichts des bevorstehenden Sterbens noch wesentlich ist? Erfüllt leben ermöglicht das Sterben in Gelassenheit, und der Sterbende kann sich für die Fülle des Lebens öffnen;
- das Ordnen persönlicher Dinge erleichtert das Loslassen und Abschiednehmen.

Viele Menschen, auch psychisch veränderte Personen, können in Krisen, Lebensgefahr und angesichts des Todes persönlich wachsen und reifen zu Hoffnung statt Hilflosigkeit und Verzweiflung. Fast die Hälfte der alten Menschen, besonders in Altenheimen, haben eine positive Einstellung zum Tod oder sehnen sich nach ihm. Manche verstecken ihre Todesangst aber auch hinter Lebenshunger. Wer das eigene Sterben annehmen kann, kann Lebensfreude bis zuletzt erleben, weil er sozial integriert mitmenschliche Akzeptanz erfährt, sich mit dem vergangenen Leben versöhnt, nach verbleibenden Möglichkeiten und nach einem neuen Lebenssinn sucht, die Depression durchlebt und sich bemüht, die Bedrohung nicht ins Zentrum des Erlebens zu rücken (nach SCHMITZ-SCHERZER, 1992).

Hauptaufgabe der Sterbebegleitung ist persönliche Lebenshilfe.

# 3    Vorbereitung der Sterbebegleiter

## 3.1    Selbsterfahrung der Helfer

### 3.1.1 Umgang mit psychisch veränderten Sterbenden

Kann ich im Umgang mit einem psychisch veränderten Sterbenden      Leitfragen

- seine Bedürfnisse erahnen, wenn sie mir widersprechen?
- ihn achten, ernst nehmen, wenn er sich fehlverhält?
- ihn selbst bestimmen lassen trotz Verwirrtheit?
- aushalten, wenn er mich ablehnt und andere Begleiter wünscht?
- sensibel hinsehen, zuhören, mich von ihm bereichern lassen?
- meine Betroffenheit oder Angst wahrhaben, um Hilfe bitten?
- seinen sozialen Tod vor dem körperlichen Tod verhindern?
- von ihm Abschied nehmen, wenn ich Probleme mit ihm hatte?
- für mich selbst sorgen?
- eigene Unvollkommenheit akzeptieren, Ansprüche relativieren?

Wie würde ich mich selbst als dementer Mensch fühlen? Ich würde mich      Eigene Gefühle
z. B.

- entfremdet, nichtig, verlassen fühlen; ich wüßte nicht, wo ich bin;
- dumpf, stupide fühlen; ich verstände kaum etwas und könnte mich
  nicht verständlich machen und würde andere verdächtigen, über mich
  zu reden;
- verzweifelt, verloren, allein, bestürzt, verängstigt und als Inkontinenter
  schmutzig, schuldig oder beschämt fühlen;
- zu nichts mehr nutze, als Last für andere fühlen;
- voller Angst fühlen, alles zu verlieren, vernichtet zu werden.

Welche Betroffenheit lösen psychisch veränderte alte Menschen in mir      Betroffenheit
aus?

- Angst vor Versagen, vor eigener Demenz und vor dem Sterben;
- Ärger, Wut über aufdringliches, unvorhersehbares Verhalten;
- Schuldgefühle wegen eigener Aggression und Vorwürfe;
- Kränkung, wenn demente Personen eigene Scham- und Ekelgrenzen
  verletzen;
- Enttäuschung über die eigenen Grenzen;
- Ohnmacht und Resignation, nicht helfen zu können;
- Überforderung bei Beziehungsstörungen zu den psychisch Veränder-
  ten, ihren Angehörigen und Mitarbeitern.

### 3.1.2 Erfahrungen mit dem Sterben anderer Menschen

Erleben des Sterbens

Wie wurde das Sterben anderer Menschen, z. B. von Angehörigen, erlebt? Denn es sterben immer nur die anderen.

- Körperlich: Wann, wie starb er? Ruhig, ringend, unter Qualen?
- Psychisch: Wie habe ich ihn begleitet? Konnte ich mich versöhnen, trauern? Wurde mir meine eigene Endlichkeit bewusst?
- Sozial: Sagte er: „Lass mich los, aber nicht allein?" Starb er einsam? Holte ich Hilfe? Haben sich meine Rollen verändert?
- Spirituell: Glaube ich an ein Weiterleben nach dem Tod?

Die ständige berufliche Konfrontation mit dem Sterben bewirkt Abwehr und nicht immer einen kompetenteren Umgang!

### 3.1.3 Auseinandersetzung mit der eigenen Sterblichkeit

Mit dem eigenen Tod auseinandersetzen

Bei den folgenden Übungen sollten sich Pflegende fragen, ob sie ihre Erfahrungen mit anderen besprechen möchten, oder sich vorstellen, was es für sie bedeuten würde, wenn sie diese Übungen ausführen: endlich leben, „mitten im Leben vom Tod umfangen", aber der eigene Tod ist unvorstellbar.

#### Selbstgesprächsübungen

- Sprich distanziert über dich und laut: „Ich muss sterben."
- Stelle dir vor, heute oder in zwei Stunden bist du tot, was macht dir besonders Angst? Wer sollte mich begleiten? Wann, wo und wie möchtest du sterben?
- Denke an die schönsten Minuten in Embryonalhaltung.
- Kann ich noch Halt, Freude und Sinn finden? Um Hilfe oder Beratung bitten? Mich bereichern lassen?
- Klopfe rhythmisch zu „Ich muss ganz allein sterben".
- Male, wie du dir dein Sterben vorstellst.
- Schreibe für deine Bezugsperson einen Abschiedsbrief von dir.
- Was wäre noch wichtig für dich, wenn du in einem halben Jahr sterben müsstest? Beginne morgen, als wäre es der letzte Tag. Versuche einen Tag ohne Uhr auszukommen.
- Was nimmst du mit ins Bett und ins Grab?

(nach REST, 1998).

#### Übungen

Gefühle aussprechen

- Sprich Gefühle der Sterbeerfahrung in der Gruppe aus.
- Zeichne Lebenslinie, -bilanzierung und -rückschau.
- Stelle Identitätsverluste durch Malen oder Musik dar.

- Schreibe Testament, Abschieds- und Dankesbrief, Klageschrift, eigene Todesanzeige und Nachruf.
- Suche auf dem Friedhof einen Grabstein für dich.

## Abschiedserfahrungen und Lebensrückschau

- War das alles? „Ich geh' denn wohl."
- Male dich als Kranken und verschenke Wichtiges!
- Du hast Geld verloren, reagiere anders als sonst.
- Zerreiß ein Foto von dir, unterbrich ein Musikstück.
- Leg dich entspannt hin, atme wie zum letzten Mal.
- Von wem möchtest du dich verabschieden?

Abschied nehmen

Diese Übungen können z. B. mit geleiteter Sterbemeditation durchgeführt werden.


## 3.1.4 Gefühle beruflicher Sterbebegleiter

Pflegende erleben Sterbebegleitung als belastend und schwanken (abhängig von ihrer Betroffenheit, ihren Erfahrungen und ihrem Selbstverständnis)

Starke Belastung für Pflegende

- in Prognosegefühlen zwischen zuversichtlich und verzagt, zwischen sinnvoll und sinnlos;
- in Kompetenzgefühlen zwischen kompetent und ratlos, ängstlich, zwischen hilflos, ohnmächtig und mächtig;
- in Rollenverständnis-Gefühlen zwischen echt und unglaubwürdig;
- in mitmenschlichen Gefühlen zwischen liebevoll und wütend, zwischen dankbar und enttäuscht bzw. gekränkt, zwischen mitleidend und distanziert, trauernd und fröhlich.


## 3.1.5 Wie wehren Pflegende ihre Ängste ab?

Pflegende wehren ihre Ängste ab, indem sie

Abwehr von Ängsten

- die Situation meiden, die Betroffenen sedieren, verlegen oder abschieben;
- ihre Hilflosigkeit kaschieren: Sie weichen in körperliche Pflege aus, fliehen in Routinearbeit (Körperpflege, Betten machen) und überkompensieren ihre Hilflosigkeit durch Aktivität, oder sie ziehen sich in Distanzrituale zurück oder stumpfen ab;
- übertrieben heiter sind oder/und zynische Scherze machen;
- Mitarbeiter als naive, tätschelnde Idealisten abwerten;
- eigene Gefühle verleugnen, verbergen und verdrängen;
- in Medikamente, Alkohol, Nikotin oder Kaffee fliehen;

- in die Rolle überfürsorglicher Helfer oder „allmächtiger Muttis" flüchten, die wissen, was für die zu pflegenden Personen richtig ist, und eigene Angst auf den Kranken projizieren;
- die Pflege rationalisieren, alte Menschen zu behandlungsbedürftigen Patienten verobjektivieren und versachlichen;
- verkindlichen, bagatellisieren und nicht aufklären;
- gekränkt resignieren: „Da ist nichts mehr zu machen";
- billigen Trost geben: „Morgen geht es Ihnen besser".

Pflegende wehren ihre Hilflosigkeit ab, bis sie so überlastet sind, dass sie im Burnout zusammenbrechen, zumal sie sich durch Sparzwänge der Gesundheitspolitik im Stich gelassen fühlen.

## 3.2     Kompetenz in der Palliativpflege

Begegnung von Mensch zu Mensch

Für psychisch veränderte alte Menschen ist nicht die berufliche Qualifikation der Helfer allein, sondern die Beziehung im Sinne einer Begegnung von Mensch zu Mensch entscheidend. Pflegende können folgende Kompetenzen lernen:

### 3.2.1 Kognitive Kompetenz

Sich informieren

Kognitive Kompetenz bedeutet, sich zu informieren über

- Sterbevorgang und Hirntod;
- Bedürfnisse, Erwartungen und Hörfähigkeit Sterbender;
- Wahrnehmung der nonverbalen Kommunikation;
- Körperpflege als Möglichkeit zu menschlicher Begegnung;
- Sterbeorte und -situation;
- Rolle, Situation der Angehörigen als Begleiter, Trauernde;
- psychosoziale Situation der Mitarbeiter;
- sozialpsychologische Bedingungen von Heim oder Klinik;
- Möglichkeiten der Glaubensgemeinschaften.

### 3.2.2 Affektive Kompetenz

Affektive Kompetenz bedeutet, sich zu überlegen, ob man zu Folgendem fähig ist:

Gefühle zulassen

- Gefühle wie Angst vor dem eigenen Sterben zulassen und aussprechen;
- sich mit dem eigenen Leid auseinandersetzen;
- seine Beziehung zu Sterbenden reflektieren;
- mit dem Bedürfnis des Sterbenden nach Nähe umgehen;

- die Wahrheit vertragen;
- sich in die Lage des Sterbenden versetzen;
- mit seinen Grenzen und der eigenen Ohnmacht umgehen;
- Entspannung und Unterstützung suchen und finden;
- Wut als Signal verstehen, dass man Zeit für sich selbst braucht;
- Zärtlichkeit mit Berührung oder Einreibung geben.

### 3.2.3 Sinn-Kompetenz

Sinn-Kompetenz bedeutet:

- sich mit dem Sinn der eigenen Tätigkeit im Hier und Jetzt auseinanderzusetzen;
- Hoffnung bis zuletzt erhalten.

*Hoffnung erhalten*

### 3.2.4 Soziale Kompetenz

Soziale Kompetenz erwerben heißt:

- die verschlüsselte Symbolsprache ernst nehmen;
- Unmutsäußerungen ohne Kränkung akzeptieren;
- abschätzen, wie sich das eigene Verhalten auf den Sterbenden auswirkt;
- echt, wahrhaftig, authentisch, kongruent bleiben;
- freundliche Atmosphäre vermitteln, Hilfen geben und den Sterbenden von Sorgen befreien; dem Sterbenden begegnen;
- schweigen oder Gesprächskompetenz einsetzen.

*Freundliche Atmosphäre aufbauen*

### 3.2.4.1 Gesprächskompetenz oder Gesprächskultur

Gesprächskultur in der Palliativpflege beruht auf Kommunikationsgesetzen, auf Gesprächsaspekten nach SCHULZ VON THUN, auf der klientenzentrierten Gesprächsführung nach ROGERS und auf Regeln für die Alltagskommunikation.

*Kommunikationsgesetze*

### Kommunikationsgesetze nach WATZLAWICK

Folgende Kommunikationsgesetze bilden nach WATZLAWICK die Grundlage der Gesprächskultur.

*Es ist unmöglich, nicht zu kommunizieren*

- Nicht zu kommunizieren ist unmöglich; auch Schweigen stellt eine Mitteilung dar. Jede Kommunikation ist eine Stellungnahme, mit der der Sender seine Beziehung zum Empfänger ausdrückt.
- Jede Kommunikation hat einen **Inhalts-** und einen **Beziehungsaspekt.** Der Inhaltsaspekt vermittelt das Was, eine Information, der Beziehungsaspekt, wie eine Mitteilung zu verstehen ist. Über die Beziehung zu reden, d. h. zu metakommunizieren, ist Voraussetzung für

eine erfolgreiche Kommunikation. Solange sich Gesprächspartner auf der Beziehungsebene einig sind, stört eine inhaltliche Unstimmigkeit nicht. Sind sie sich in der Beziehung uneins, kann ein kleiner inhaltlicher Widerspruch das Gespräch gefährden. Worüber sie auch miteinander reden, sich streiten oder was sie meiden: Sie müssen ihre Beziehung aushandeln. Wenn die Beziehung nicht in Ordnung ist, wird der Sachinhalt verzerrt, d. h. vor einer sachlichen Auseinandersetzung ist die Beziehung zu klären.

Wer hat angefangen?

- **Interpunktionsregel:** Wer hat angefangen? „Weil Du nörgelst, ziehe ich mich zurück", und der Gesprächspartner: „Weil Du Dich zurückziehst, nörgele ich". Solcher Streit läuft als kreisförmig verfestigte Kommunikation mit Vorwürfen und Selbstverteidigungen immer wieder hin und her, weil jeder den Anfangspunkt anders definiert.
- Inhalte werden digital oder **verbal,** d. h. durch Worte mitgeteilt, die Beziehung analog oder **nonverbal,** d. h. durch Körpersprache, Mimik, Gestik, Tonfall und Körperhaltung.
- **Ziel** jedes Gespräches sollte eine symmetrische, partnerschaftliche, wechselseitige Kommunikation sein, die Unterschiede akzeptiert. Die asymmetrische, komplementäre Kommunikation betont Unterschiede zwischen Vorgesetztem und Untergebenem, oft auch zwischen Pflegenden und Kranken.

## Die vier Seiten einer Nachricht nach SCHULZ VON THUN

Der Gesprächspartner als vierohriger Empfänger

Nach SCHULZ VON THUN enthält jede Nachricht ein Geflecht von Botschaften, das der Gesprächspartner als vierohriger Empfänger wahrnimmt. Jeder sollte

Sachinhalt

- den **Sachinhalt** verdeutlichen mit Fragen wie: Worüber spreche, informiere ich Sie? Ist die Beziehung das eigentliche Thema? Rede ich verständlich, einfach, geordnet, kurz und anregend?

Beziehung

- die **Beziehung** klären mit Fragen wie: Was halte ich vom anderen? Wie stehen wir zueinander? Wie redet der andere eigentlich mit mir? Ist die Beziehung symmetrisch, komplementär oder reaktiv? Wie reagiert der Empfänger? Akzeptiert er, lässt er etwas durchgehen, weist er zurück oder ignoriert er? Wie der Gesprächspartner reagiert, zeigt Beziehungsqualität an. Beziehungsklärung im Sinne der Metakommunikation wird möglich, indem ich dem anderen mit Ich-Botschaften mitteile, was ich sehe, höre, vermute und fühle.

Selbstoffenbarung

- die **Selbstoffenbarung** erkennen: Was sage ich von mir? Was gebe ich von mir selbst kund? Benutze ich verschiedene Techniken, um mich positiv darzustellen? Will ich
  - imponieren, d. h. mich von der besten Seite zeigen?
  - mich verbergen hinter einer Rolle oder einer Fassade (z. B. „Man müsste, sollte.." oder „Wir")?
  - mich demonstrativ selbst verkleinern: „Das kann ich nicht!" Viele scheuen, sich selbst zu offenbaren. Die Selbstoffenbarungsangst ist der Unfallschaden des Zusammenstoßes von kindlichen Bedürfnissen und gesellschaftlichen Normen, sodass unerwünschte Gefühle verdrängt werden und im Gewissen Schuld- und Schamgefühle aus-

lösen. Selbstoffenbarung sollte echt und authentisch sein, d. h. ich
kann nicht alles sagen, aber was ich sage, muss echt und wahrhaftig
und ehrlich sein (selektive Authentizität nach SCHULZ VON THUN).

- den **Appell** ausdrücken: Was will er bei mir erreichen? Wozu soll ich    Appell
  veranlasst werden oder wozu will ich andere veranlassen? Viele appellieren verdeckt, wagen keinen offenen direkten Appell aus Angst vor
  Zurückweisung.

## Klientenzentrierte Gesprächsführung nach ROGERS

Nach ROGERS sind drei Haltungen für den Erfolg hilfreicher Gespräche    Voraussetzungen für
maßgeblich:                                                             konstruktive Gespräche

- einfühlendes, nicht wertendes Verstehen (Empathie)
- Achten – Wärme – Sorgen
- Echt-(Kongruenz), ohne-Fassade-Sein
  oder **Wahrnehmen** der Gefühle, **Wertschätzen**, **Wahrhaftigkeit**.

Die Wirkung der drei Haltungen ist umso besser, je mehr diese nicht nur
mit Worten ausgedrückt, sondern gelebt werden, d. h. dass auch die
Körpersprache, Körperhaltung, Gestik und Mimik die Grundhaltungen
zum Ausdruck bringen.

- Einfühlendes, nicht wertendes Verstehen (Empathie): Empathie ist    Gefühle aussprechen
  nach ROGERS die Fähigkeit, die Erlebnisse und Gefühle des anderen
  und deren persönliche Bedeutung präzise und sensibel zu erfassen.
  Empathie ist einfühlendes, nicht wertendes Verstehen: Ich verbalisiere
  emotionale Erlebnisinhalte (fasse sie in Worte), höre aktiv zu, versuche,
  empathisch mitempfindend zu verstehen. Ich teile dem anderen mit,
  was ich von seinem Erleben, seinem Fühlen (Angst, Wut, Sehnsucht
  usw.) und seiner inneren Welt verstanden habe. Ich bin ihm nahe in
  dem, was er fühlt, denkt oder sagt. Ich äußere, inwieweit ich seine Welt
  mit seinen Augen sehen kann. Ich drücke die von ihm gefühlten
  Bedeutungen tiefgreifender aus, als er selbst es konnte. Ich werde
  gewahr, was meine Äußerungen für ihn bedeuten. Ich versuche, unter
  die Haut des anderen zu gelangen, mit ihm auf einer Wellenlänge zu
  sein, von seiner Warte aus zu fühlen und zu denken. Empathie heißt,
  die geäußerten Gefühle genau wahrzunehmen, ihre Bedeutung zu erkennen und sie zu formulieren, auch wenn die Gefühle z. B. für den
  Kranken noch verschwommen sind. Empathie bedeutet auch, die Welt
  des anderen so zu erkennen, als ob man sich selbst darin befände und
  mit den Augen des anderen sähe. Das „als ob" verhindert Mitleid, das
  die nötige Distanz zwischen dem Helfer und dem Kranken beeinträch-
  tigen würde.
  Entscheidend ist, das Erleben des Sterbenden nicht zu bewerten und zu    Nicht deuten
  beurteilen, damit er sich verstanden und nicht verkannt fühlt, d. h. ich
  missbillige sein Erleben nicht, interpretiere und ermahne nicht und
  gebe keine Ratschläge. Einfühlendes Verstehen ist nicht passives Zuhören, sondern intensives Bemühen, das eigene Einfühlen mitzuteilen.
  Als Vorformen von Empathie gelten Gefühlsansteckung, Gefühlsre-

aktion, Gefühlsgleichklang und Gefühlsübernahme. Schritte zur Empathie sind:

- Wahrnehmen der verbalen und nonverbalen Botschaften des psychisch veränderten Sterbenden;
- genaues Verstehen, was diese Botschaften bedeuten;
- Erfahrung, wie ich selbst auf die Botschaften reagiere;
- Trennung derjenigen Gefühle, die ich mit dem Sterbenden teile, von den eigenen;
- genaue Mitteilung meiner Gefühlsreaktion zurück an den Sterbenden in verstehbaren Botschaften.

Günstige und ungünstige Kommunikation

| Einfühlsame Gespräche | ungünstige Kommunikation |
|---|---|
| respektvolle Distanz einhalten | respekt- oder distanzlos reden |
| aufmerksam zuhören | abgelenkt sein oder aushorchen |
| mit „Ich" sprechen | mit „man", „wir" reden |
| miteinander reden | über andere sprechen |
| als Partner ernst nehmen | den anderen belehren, abwerten |
| tolerant vorschlagen | intolerant korrigieren, interpretieren |
| Stärken ansprechen | Fehler bloßstellen, verurteilen |
| zu Alternativen ermutigen | unsicher machen |

Auf den Sterbenden hat einfühlendes Verstehen eine positive Wirkung: Er fühlt sich verstanden, angenommen, nicht mehr einsam und kann sich deshalb mit sich selbst auseinandersetzen, sich seinen Gefühlen besser stellen und den anderen akzeptieren, sodass sich die Beziehung verbessert.

Wertschätzen (Validation)

- Achten – Wärme – Sorgen oder unbedingte Wertschätzung: Positive Wertschätzung heißt den Sterbenden zu achten, ihn bedingungsfrei, vorbehaltlos und uneingeschränkt zu akzeptieren, sich um ihn zu sorgen, unbedingt Anteil zu nehmen, ihn emotional engagiert zu bejahen und sich ihm emotional warmherzig zuzuwenden. Ich akzeptiere den anderen so, wie er ist, hole ihn dort ab, wo er gerade steht. Ich anerkenne, lasse ihn gelten. Ich lasse ihn erfahren, wie er mir willkommen ist, dass ich ihm zugeneigt bin. Ich gehe herzlich mit ihm um. Ich bin nachsichtig, behandle ihn rücksichtsvoll, wohlwollend, sorgend um ihn bemüht. Ich ermutige ihn und vertraue ihm. Ich halte zu ihm, beschütze ihn, tröste ihn und sorge dafür, dass er sich wohlfühlt. Die Wertschätzung, der Respekt bezieht sich auf die Person des Kranken, nicht auf sein Verhalten. Ich vertraue und hoffe, dass der Sterbende zu sich selbst findet, d. h. ich glaube an seine Entwicklungsmöglichkeiten oder an die Selbstaktualisierungstendenz. Ich bejahe die Person des Kranken, statt skeptisch „dahinterzukommen", zu durchschauen, zu entlarven, was der andere eigentlich will, oder ihn bis auf die Haut auszufragen (DÖRNER, S. 83). Bedingungsfreies Akzeptieren bedeutet, dass ich nicht kritisiere, moralisiere, zurechtweise, abwerte oder Vorwürfe mache. Eine kongruent Pflegende z. B. reagiert auf das ständige Wiederholen eines Demenzkranken geduldig und gelassen, sie lässt ihn in seinem Sosein: „Er ist jetzt so, wie er ist." Das kann die Pflegende nur, wenn sie sich selbst trotz eigener Schwächen und Fehler akzeptie-

ren und wertschätzen kann. Wer sich selbst als wertlos und unzuläng-
lich betrachtet, kann andere nicht als wertvoll ansehen.
Sorgen bedeutet nicht, den Sterbenden besitzergreifend zu vereinnah-
men und ihm täglich zu sagen, „wo es langgeht". Wer sich als Helfer
überflüssig fühlt, scheint sich um den Sterbenden nicht zu sorgen.

Gesprächsregeln für das vorbehaltlose Akzeptieren:

- zeigen Sie dem anderen Ihr Interesse an seinem Schicksal und seiner
  Person, indem Sie ihm aufmerksam zuhören;
- formulieren Sie Ihre Aussagen, auch konfrontierende, immer mit
  Wertschätzung und Respekt;
- bekunden Sie Ihre Sorge und Anteilnahme;
- versuchen Sie zunächst, die Sicht des Sterbenden anzunehmen, und
  verbinden Sie sich mit seinen positiven Absichten. Wie wirkt Wertschätzung auf den Sterbenden? Er fasst Vertrauen, sich zu öffnen,
  sich selbst und andere in gegenseitiger Achtung zu akzeptieren.

• Echtheit, Kongruenz, Ohne-Fassade-Sein                    Aufrichtigsein richtet auf
  Grundvoraussetzung jedes gelingenden Gesprächs ist Echtsein oder
  Kongruenz. Beziehungen können nur Bestand haben, wenn die Bezie-
  hungspartner echt, wahrhaftig, aufrichtig, authentisch und ohne Fassade miteinander Gespräche führen und umgehen. Wer kongruent ist,
  stimmt mit sich selbst überein, ist transparent, macht sich sein Erleben
  bewusst und teilt es offen mit. Echtsein heißt: Ich äußere mich, wie ich
  denke und fühle. Ich gebe mich so wie ich bin, ich verhalte mich
  ungekünstelt, natürlich, verstecke mich nicht hinter einer Rolle oder
  hinter dem Kittel, zeige kein routinemäßiges Gehabe. Ich bin ich selbst,
  lebe ohne Fassade, verhalte mich individuell originell. Ich bin vertraut
  mit dem, was in mir vorgeht. Ich bin aufrichtig, heuchle nicht, bin mir
  selbst ehrlich gegenüber und mache mir nichts vor. Ich verleugne mich
  nicht, offenbare mich anderen, bin durchschaubar und gebe mich, wie
  mir zumute ist, und gebe Persönliches von mir preis. Kongruenz heißt
  Selbstkongruenz, d. h. dass mein Fühlen, Wollen, Können und Sollen
  in Einklang kommen. Aufrichtigkeit setzt Achtung voraus. Unecht,
  fassadenhaft verhält sich, wer Gegensätzliches zu dem sagt, was er
  denkt oder fühlt, wer sich anders gibt als er wirklich ist, wer gekünstelt
  eine Rolle spielt, wer sich amtlich, professionell oder routinemäßig
  verhält, wer sich hinter einem Kittel versteckt, wer andere täuscht oder
  manipuliert, wer unehrlich sich selbst gegenüber ist und sich selbst
  etwas vormacht, wer undurchsichtig ist und keine tieferen Gefühle
  ausdrücken kann oder will.
  Kongruenz bedeutet, dass ich mir selbst gewahr werde, dass mir meine
  Gefühle und Erfahrungen nicht nur zugänglich sind, sondern dass ich
  sie auch durch mein Erleben in die Beziehung zum Sterbenden ein-
  bringe. Es bedeutet, dass es sich um eine direkte personale Begegnung
  mit dem Sterbenden handelt, eine Begegnung von Person zu Person
  oder nach BUBER um eine Ich-Du-Begegnung; denn jedes wirkliche
  Leben ist Begegnung. Ich drücke mein Denken und Fühlen als das
  allein meinige aus, ohne zu werten oder zu urteilen, d. h. ich muss
  mich mit meinen eigenen Gefühlen auseinandersetzen. Echtsein heißt

nicht, dass ich alles, was ich denke und fühle, äußere. Ich kann nicht alles aussprechen, aber was ich sage, muss wahrhaftig sein, darf nicht im Widerspruch zu meinem Erleben stehen (selektive Authentizität).

Ich darf nicht einfach meine negativen Gefühle gegenüber dem Sterbenden äußern, sondern nur die Gefühle, die ihm nicht schaden. Die Gefühle, die ich ausspreche, sollte ich wahrhaftig, aufrichtig und konsequent in Ich-Botschaften senden, z. B. „Ich ärgere mich" statt „Sie ärgern mich!" (Projektion eigener Gefühle und Schuldzuschreibung auf den anderen).

Echtsein macht<br>Wertschätzung glaubwürdig

Echtsein macht erst Wertschätzung und Empathie glaubwürdig, fördert einen aufrichtigen Umgang mit sich selbst und bereichert eigenes Erleben und das des Gesprächspartners. Wenn ich echt bin, weiß der Sterbende, woran er ist; wenn ich ehrlich und aufrichtig bin, kann er mir vertrauen und braucht nicht an mir zu zweifeln, d. h. der Sterbende kann sich auf sich selbst konzentrieren.

Eine kongruente Beziehung ist möglichst echt mit dem Ziel, dass der Sterbende möglichst hohe eigene Kongruenz und wir beide Verständnis für die wechselseitige Beziehung erlangen. Nur dauernde genaue Beobachtung äußerer und innerer Vorgänge befähigt mich zu kongruenter Beziehung. Das kongruente Selbstkonzept oder die ehrliche Meinung von sich selbst ist das Verdichtungsresultat von Beziehungsbotschaften (SCHULZ VON THUN, S. 187).

## 3.2.4.2 Regeln für die Alltagskommunikation

Kommunikationsregeln

Gesprächskultur erfordert Kommunikationsregeln auch im alltäglichen Gespräch, ohne zur Technik oder Routine zu werden.

Kommunikationsregeln für Sprecher und Zuhörer

| Sprecher/Sender sollten | Zuhörer/Empfänger sollten |
| --- | --- |
| sich öffnen, Bedürfnisse äußern | aufnehmend zuhören<br>mit Blickkontakt ermutigen |
| konsequent mit „Ich" sprechen | zusammenfassend rückmelden |
| die jetzige Situation ansprechen | offen fragen |
| über konkretes Verhalten reden | positiv rückmelden, anerkennen |
| im Hier und Jetzt bleiben | eigene Gefühle mitteilen |

Angst im Gespräch<br>vermeiden

- Grundsätze, um Angst im Gespräch zu vermeiden:
  - das Gespräch erwartungsfrei eröffnen statt schwer erfüllbare Erwartungen anzusprechen;
  - Stärken schildern lassen statt Schwächen und Fehler zu nennen;
  - mit Sachfragen Gefühle ansteuern statt Schuld- und Schamgefühle auszulösen;
  - das Problem entwickeln lassen statt es zu bewerten;
  - Widersprüche erläutern lassen statt damit zu konfrontieren;
  - alternative Themen anbieten statt gefühlsmäßig aufzuschaukeln;
  - behutsam vorgehen statt mit Tabus zu überrumpeln.

- Fragetechniken im Alltagsgespräch:
  Ich sollte günstige, nicht-direktive Fragetechniken anwenden: offene Fragen, Sondierungsfragen, W-Fragen: Was? Wo? Wann? Wie? Wer? Ungeeignete Fragen sind direktive Fang-, Suggestiv-, Mehrfach-, Neugier-, Floskel- und aggressive Wertungsfragen.

Fragetechniken

Bei dem Personalmangel in Heimen ist für klientenzentrierte Gesprächsführung oft keine Zeit, sodass Pflegende in direktiven Gesprächen auch mit Sterbenden reine Sachlichkeit, Kompetenz, Objektivität und Autorität betonen.

Pflegende, Kranke, Sterbende und Angehörige können eine gute Gesprächskultur pflegen,

Gesprächskultur

- wenn sie sich Zeit nehmen in einem ungestörten Raum;
- wenn sie Zugeständnisse machen, auch wenn sie nicht die gleiche Meinung haben;
- wenn sie vorbehaltlos konstruktiv miteinander reden;
- wenn sie den anderen bedingungslos akzeptieren;
- wenn sie sich bemühen, den anderen zu verstehen;
- wenn sie ein Gleichgewicht von Gefühl und Verstand suchen;
- wenn sie Gefühle ehrlich mit „Ich" ansprechen;
- wenn sie vertrauenswürdiger und berechenbarer werden;
- wenn sie durch Argumente, nicht durch Druck überzeugen;
- wenn sie kooperieren statt zu rivalisieren.

Entscheidend ist die emotionale Beziehung, nicht die Methode.

### 3.2.4.3 Bilder- und Symbolsprache

Auch der psychisch veränderte Sterbende spricht in Symbolen oder Zeichen, die oft als Verwirrtheit fehlgedeutet werden: z. B. Ängste drücken sich aus durch Hinweise auf knappes Geld oder er sieht einen schwarzen Hund, will reisen, nach Hause gehen, ruft nach der Mutter, wünscht geöffnete Fenster oder Türen. Hinter Zeitangaben können sich die ablaufende Lebenszeit und hinter Farben die Lebenselemente (blau = Wasser, braun = Erde, rot = Feuer, schwarz = Luft) verbergen. Die Symbolsprache verschlüsselt seine Worte, drückt das Dahinterliegende verständlich aus, um in Bildern Abschied zu nehmen. Auch demente Menschen benutzen die Symbolsprache, reagieren oft in den letzten Tagen auffallend orientiert und können Selbstgespräche in Bildern oder Symbolen führen.

Verschlüsselte Sprache als Abschied in Bildern

### Körpersprache oder basale Kommunikation ist Begegnung mit allen Sinnen

Angehörige oder konstante Bezugspersonen bleiben sensibel für nonverbale Kommunikation: mit Mimik, Blick, Gesten, Haltung sagt der Kranke deutlicher als mit Worten, wie ihm zumute ist. Begleiter sehen ihm in die Augen, erklären jede pflegerische Handlung mit Worten und Gesten, sprechen ihn mit tiefer Stimme an (Vibration), hören auch bei Schweigen zu, streicheln Handrücken, Arme oder Stirn, legen seine Hand in ihre Hand, reiben ihn ein oder massieren ihn, wenn er es nicht ablehnt,

Zärtlichkeit mit Berühren und Streicheln

benutzen Duftstoffe, geben Lieblingsspeisen und evtl. ein Stirn-Küsschen, atmen mit ihm in seinem Rhythmus, machen wiegende Bewegungen mit.

Die Körpersprache verrät, ob Worte echt sind. Die Berührung lässt den Sterbenden erleben, gemocht zu sein.

## 3.3 Spirituelle Aspekte der Palliativpflege

### 3.3.1 Lebensbilanz

Rückblicke

Auch der psychisch veränderte Sterbende zieht Bilanz im Lebensrückblick, ist dankbar für ein geglücktes Leben, fragt nach Schuld und Sinn seiner Lebens- und Leidensgeschichte, sehnt sich nach einer geschlossenen Lebensgestalt und Trost. Hilfreich können folgende Fragen sein:

Hatte er ein negatives Lebensskript (z. B. es darf mir nicht gut gehen)? War er immer schon ein Verlierer oder Gewinner? Ist er vom Leben enttäuscht, glaubt er Chancen nicht genutzt, Unrecht getan, Schuld auf sich geladen zu haben (unerledigte Geschäfte) oder Erreichtes loslassen und Nicht-Gelebtes nicht mehr nachholen zu können? Wie belastet ist er durch Erfahrungen von Versagen, Schuld und kann er sich versöhnen oder glaubt er, büßen zu müssen?

Liebe endet nicht im Tod

Kann dieser Sterbende eine erschreckende Lebensbilanz akzeptieren? Wie geht er mit seiner Unzulänglichkeit oder seiner Endlichkeit um? Sieht er noch einen Sinn in seinem Leben?

### 3.3.2 Einstellung zu Leid und Tod

Dem Leiden hilflos ausgeliefert

Der Sterbende erlebt einen Einbruch in seine Unversehrtheit, seine Identität, fühlt sich überwältigt, dem Leiden hilflos ausgeliefert, wie gelähmt oder er bleibt gefühllos. Er erlebt eine Unterbrechung seiner gelebten Geschichte. Viele Wünsche, Bedürfnisse, Sehnsüchte nach Anerkennung oder Hoffnungen, sich zu verwirklichen, bleiben unerfüllt.

Deuten von Leid und Tod

Wie deuten Pflegebedürftige und Sterbende Leid und Tod?

- Als Strafe, als Sinnkrise oder als zum Leben gehörig?
- Hat der Sterbende unrealistische Heilserwartungen, übertriebene Hoffnung oder grenzenloses Vertrauen in die ärztliche Kunst, überschätzt er seine Selbstheilungskräfte, wünscht er einen Gott, der Leiden und Unrecht nicht zulässt? Hat er die Illusion einer leidfreien Welt oder hat er die Unlösbarkeit der Theodizee (Warum lässt Gott das zu? Warum muss gerade ich so leiden?) akzeptiert? Hofft er auf die Verheißung einer heilen Welt?

- Bei einer unausweichlichen Diagnose wie z. B. Alzheimer ist der Kranke enttäuscht von der medizinischen Machbarkeit und von dem Gott, der Leiden und Schmerzen zulässt. Er empfindet seinen versehrten Körper als wertlos oder denkt an Suizid.

Wie bewältigte der Sterbende bisher Leid?

Mit Klagen, Hadern mit Gott, Sich-Aufbäumen oder Sich-Fügen? Suchte er eine Chance in der Krise oder Trost im Gebet? Langsam Sterbende müssen sich nicht nur mit eigenem Leid auseinandersetzen, sondern auch mit der Reaktion der Familie. Sein Sterben stört das familiäre Gleichgewicht, kränkt, löst Ängste, Schuldgefühle, Aggressionen und Vorwürfe aus. Wenn die Familie das Gleichgewicht wieder findet, fühlt sich der Sterbende ausgeschlossen, dass er der Familie so wenig bedeutete, dass es ohne ihn geht oder auch dass er sich von der Familie verstanden oder befreit fühlen kann.

Sind hilfsbereite und motivierte Pflegende bei den hohen Erwartungen anderer, auf jeden Fall helfen zu müssen, hilflos, weil Biografie und Beziehungsstrukturen des Sterbenden unveränderbar, der Sterbeprozess unabwendbar und deshalb der Sterbende in der Stimmung stark schwankt? Erwartet auch er von den Pflegenden zu viel?

*Hiobklagen*

*Hohe Erwartungen an Pflegende*

### 3.3.3 Akzeptieren des eigenen Sterbens

Den unvermeidlichen eigenen Tod zu akzeptieren ist die wichtigste Entwicklungsaufgabe zur Bewältigung des Alterns. Wer gelernt hat, loszulassen, kleine Abschiedstode zu erleben, oder wer gezwungen wurde, in der Einsamkeit den sozialen Tod vorwegzunehmen, kann das unausweichliche Sterben eher akzeptieren. Je mehr ein psychisch veränderter alter Mensch erfährt, dass er in seiner Familie oder Gruppe noch integriert ist oder zumindest akzeptiert ist, umso weniger verängstigt ihn das bevorstehende Sterben. Er kann die Depression angesichts des Todes umso eher aushalten, je mehr er das vergangene Leben akzeptieren, nach verbleibenden Möglichkeiten suchen und neuen Lebenssinn erfahren kann, je mehr seine Ich-Integrität stabilisiert ist, sodass die Bedrohung des unmittelbar bevorstehenden Sterbens nicht ins Zentrum seines Erlebens rückt. Jeder ist gefordert, in Krankheit, Leid und Tod einen Sinn zu suchen und in individuellen, einzigartigen Lebensaufgaben auch einen Sinn zu finden, obwohl die unheilbare Krankheit zum Tode führt. Wer ein „Wofür" zu leben hat, erträgt fast jedes „Wie" (FRANKL). Bedeutsam ist nicht, was der Sterbende vom Leben noch erwartet, sondern was das Leben von ihm erwartet.

*Das Unabänderliche akzeptieren*

### 3.3.4 Verdrängung des Sterbens und des Todes

Sterben im Heim

Aus Angst vor Schuldgefühlen werden Sterbende noch in Kliniken verlegt. Sterben und Tod werden in Heime und Hospitäler ausgelagert und damit verdrängt oder banalisiert, und der Verstorbene wird wie ein Gegenstand oder eine leblose Sache behandelt. Geschichtserfahrungen werden vergessen. Bei Pflegenden und Ärzten nimmt die Erlebnisarmut mit Sterben zu, auch wenn im Fernsehen täglich Tote zu sehen sind oder Sterben zum „schönen Tod" romantisiert wird.

Sterben zu Hause

Dagegen sucht die Hospizbewegung ein würdevolles Sterben zu Hause zu ermöglichen und die Einzigartigkeit und soziale Gestalt des Verstorbenen in der Trauerarbeit zu bewahren.

### 3.3.5 Vorstellungen über das Leben nach dem Tod

Welche Vorstellungen haben psychisch veränderte Patienten?

Materialistische oder religiöse Vorstellungen (Gericht, Auferstehung, Reinkarnation, Nirvana), was halten sie von Nah-Todeserfahrungen von wiederbelebten Menschen? Hoffen sie auf ein anderes Leben, um Angst abzuwehren, oder ist mit dem Tod alles aus?

### 3.3.6 Glaubensvorstellungen

Erfahrungen mit dem Glauben

Welche Erfahrungen hat der Sterbende mit dem Glauben, seiner Kirche und der Frage: Warum lässt Gott sterben? Hat er sich von christlichen Glaubensinhalten entfremdet, sind sie ihm gleichgültig, glaubt er nichts mehr oder ist er gar feindselig gegenüber Vertretern der Kirche eingestellt?

Bedeutung des Todes

JUCHLI hat die Bedeutung des Todes und der Bräuche in den verschiedenen Religionen zusammengestellt:

Vollendung der Gemeinschaft mit Gott

- **Evangelische Christen** vertreten eine persönliche Einstellung zum Tod, deuten ihn als Verwandlung zum ewigen Leben und als Vollendung in der Gemeinschaft mit Gott. Sie erwarten von den Begleitern menschliche Nähe, dass sie aus der Bibel vorlesen oder Kirchenlieder singen und vom Pfarrer, dass er das Abendmahl feiert.
Nach dem Tod sollen die Angehörigen den Gemeindepfarrer aufsuchen.

Hoffen auf Auferstehung

- **Katholiken** erwarten vom Tod die Verwandlung in einen neuen heilen Menschen und die Auferstehung.
Sie bitten den Priester zu rufen, um das Sakrament der Krankensalbung oder Eucharistie zu feiern oder auch nur das Vaterunser zu beten und

Gott um Erbarmen zu bitten. Nach dem Tod werden Kerzen angezündet, es wird gebetet und der Seelsorger informiert, um Angehörige zu trösten und die Bestattungsformalitäten zu klären.

- **Jüdische Gläubige** sehen im Tod ein geistiges Dasein in Gott und hoffen auf Auferstehung. Sie erwarten, dass Angehörige Speisegesetze und Sabbat achten, sich gefasst verhalten, den Rabbiner und die Gemeinde für hebräische Gebete und Psalmen rufen. Die jüdische Gemeinde wäscht den Verstorbenen nach der Überführung auf den Friedhof, und die Familie hält Totenwache.

*Geistiges Dasein in Gott*

- **Moslems** deuten den Tod als Verwandlung mit geistiger Belohnung oder Bestrafung, um Gott zu begegnen. Sie erwarten, dass die Hände des Sterbenden und der Begleiter peinlich sauber gewaschen werden, der Sterbende nicht aufgedeckt wird und aus dem Koran vorgelesen wird. Der Verstorbene soll so beerdigt werden, dass das Gesicht nach Südosten (nach Mekka) sieht, der Kopf nach Südwesten und die Füße nach Nordosten gerichtet sind.

*Der Tod als Verwandlung*

- **Buddhisten** glauben, dass der Tod Verwandlung ist und den Menschen davon befreit, wiedergeboren zu werden, deshalb ist Trost nicht gefragt. Der Leichnam darf nur am Scheitel als Pforte für den Austritt des Bewusstseins berührt werden, er wird ohne Waschung in ein Laken eingehüllt und meist eingeäschert.

*Befreiung von der Wiedergeburt*

- Für **Hinduisten** ist der Tod Station auf dem Weg zwischen aufeinander folgenden Leben, Hoffnung auf dem Weg zur Erlösung oder Chance, als Teil ins Ganze zurückzukehren. Der Leichnam wird rituell unter fließendem Wasser gewaschen, eingekleidet, in Tücher eingewickelt und eingeäschert.

*Station auf dem Weg ins nächste Leben*

Unabhängig von der Zugehörigkeit zu einer Religion wird jeder folgender Aussage zustimmen: Stärker als der Tod ist die Liebe. Jeder Sterbende und Sterbebegleiter sollte sich immer wieder fragen: Wie viel Liebe gelingt mir? „Gott ist die Liebe und wer in der Liebe bleibt, bleibt in Gott und Gott bleibt in ihm." (1. Johannesbrief, 4, 7 ff.).

- **Atheisten:** Viele sagen „Man kann nie wissen", andere sind gleichgültig unreflektiert oder neurotisch aggressiv gegen jede Religion, wieder andere orientieren sich an philosophischen Werten: an Vernunft, Freiheit (im Existenzialismus) oder Werten des Marxismus. Sehnsucht des Menschen nach Transzendenz gibt es auch ohne Glauben an Gott, die meisten Atheisten glauben jedoch nicht an ein Leben nach dem Tod. Menschliche Solidarität sollte gerade diejenigen Sterbenden begleiten, die ohne religiösen Trost die Brutalität körperlichen Verfalls und seelischer Sinnlosigkeit erleiden. Begleiter sollten sich zurückhalten, wenn Angehörige zu religiösen Ritualen drängen. In der sozialen Trauerfeier kann das reale Leben des Verstorbenen gewürdigt werden.

Wer den Tod als Strafe für verborgene Schuld betrachtet, wird bereit, psychisch veränderten alten Menschen den „sozialen Gnadentod" zu gönnen mit der Begründung, eine heile Welt sei zu schaffen, koste es, was es wolle.

Biothik-Konvention des
Europarates

Der Europarat hat eine Bioethik-Konvention beschlossen:

Danach erscheint menschliches Leben nur schützenswert, wenn Selbst-
bewusstsein, Gedächtnis, Kommunikationsfähigkeit und Zukunftssinn
vorliegen. So können alte psychisch veränderte Menschen oder Sterbende
zu Forschungsobjekten oder Kostenfaktoren erklärt werden.

# 4 Ethische und rechtliche Aspekte

## 4.1 Wahrheit am Krankenbett

### 4.1.1 Das Recht auf Wahrheit

Der Sterbende hat ein Recht darauf, zu erfahren, wie es um ihn steht. Aufklärung durch Ärzte oder Pflegende ist Voraussetzung für die Entscheidung zwischen Therapie und Therapieverzicht und für die bewusste Gestaltung des letzten Lebensabschnitts. Offene Kommunikation ist die Grundlage jeder Anteilnahme. Manche glauben, Aufklärung sei unzumutbar, weil die Reaktion des Betroffenen unberechenbar sei, sodass sogar institutionelle Redeverbote ausgesprochen werden. Ein zurückhaltender Umgang mit der Wahrheit kann jedoch geradezu töten, da eine bestehende Hoffnung bitter enttäuscht wird. Die Wahrheit mitzuteilen ist hingegen ein Beweis von echter und ehrlicher Liebe und macht es möglich, nach einem Sinn zu suchen.

*Aufklärung des Sterbenden*

Die Pflegeperson kann nicht alle Fragen des Sterbenden beantworten: „Muss ich sterben? Wozu? Warum gerade ich und warum gerade jetzt?" Der Sterbende entscheidet, wann er was, wie viel und von wem wissen möchte:

*Sterbende ahnen das Lebensende*

- Wie erklärt sich der Sterbende seine tödliche Krankheit?
- Ist der Begleiter bereit, ihm alles, was er wünscht, zu sagen?
- Wie weit will er informiert werden?
- Möchte er wenig wissen oder die ganze Wahrheit? Wenn ja, dann teilt man ihm die Wahrheit einfühlsam, schrittweise und behutsam mit.
- Wenn sich der Sterbende mit der Wahrheit nicht auseinander setzen will, kann man im Gespräch Hoffnung erhalten.
- Wenn er sich mit der Wahrheit auseinander setzen will, braucht er einen bedingungslos akzeptierenden und einfühlsamen Gesprächspartner (nach KOCH/SCHMELING, S. 162 f.).

### 4.1.2 Aufklärungspflicht

Das Grundgesetz garantiert auch dem Sterbenden Autonomie. Sie setzt die Kenntnis aller zur Entscheidung wichtigen Fakten voraus. Nur ein

*Autonomie des Sterbenden*

aufgeklärter Patient (informed consent) kann sich entscheiden. Das Aufklärungsgespräch muss schriftlich dokumentiert und vom Patienten unterzeichnet werden.

> **Merke:** Aufzuklären ist über
>
> - Befunde und Diagnose;
> - Sicherung, d. h. notwendige Maßnahmen zur Gefahrenabwehr, z. B. über Nebenwirkungen von Medikamenten;
> - Risiken, Dringlichkeit, Folgen und Misserfolgsraten der Behandlungsmaßnahmen;
> - Behandlungsalternativen und eventuell bessere Behandlungsbedingungen. Nichtstun kann eine menschliche Alternative sein.

Befindet sich der Sterbende in einer psychischen Ausnahmesituation, muss geklärt werden, ob er überhaupt noch Aufklärung wünscht.

### 4.1.3 Dokumentationspflicht

Dokumentation

Alle Gespräche, Pflegemaßnahmen, Verlaufsdaten, Zwischenfälle und Entscheidungen des Sterbenden sind vollständig zu dokumentieren, um Therapie und Beweise (z. B. Foto des Dekubitus) zu sichern und zu rechtfertigen, da der Patient Einsichtsrecht hat.

### 4.1.4 Schweigepflicht

Schweigepflicht garantiert Würde

Nur der Patient kann den Arzt und die Pflegenden durch eine ausdrückliche Erklärung von der Schweigepflicht entbinden. Ein mutmaßliches Einverständnis zur Weitergabe von Daten ist anzunehmen, wenn es im Interesse des Patienten ist, z. B. Information Angehöriger bei Bewusstlosigkeit zu erfahren oder wenn Angehörige als Bevollmächtigte benannt sind. Die Schweigepflicht gilt über den Tod hinaus.

## 4.2  Behandlungsvertrag

Doppelte Legitimation für jeden Eingriff

Zwischen Patient und Arzt besteht ein Behandlungsvertrag. Jeder Eingriff braucht eine doppelte Legitimation: die Indikation und Einwilligung des aufgeklärten Patienten (informed consent). Jede Maßnahme ohne Einwilligung des Patienten ist eine Körperverletzung (§223 StGB). In Notfallsituationen wird das Einverständnis des Patienten in lebensverlän-

gernde Maßnahmen unterstellt. In der Palliativpflege sollten mögliche Notfallsituationen besprochen und schriftlich fixiert werden.
Das Selbstbestimmungsrecht des Sterbenden und die Wahrung der Menschenwürde haben Vorrang.

*Vorrang hat das Selbstbestimmungsrecht*

## 4.2.1 Behandlungverzicht

* Medizinische und rechtliche Aspekte:
  – medizinische Gründe für Verzicht auf Beatmung und Antibiotika:
    1) Herz-Kreislaufstillstand bei nicht beherrschbarer Krankheit oder bei nicht entfernbarem, fortgeschrittenem Krebs;
    2) geplatztes Aortenaneurysma bei über 80-Jährigen;
    3) Bauch-Sepsis;
    4) Wachkoma mit Multiorganversagen nach Unfall oder bei Hirntumor-Rezidiv, bei anderen Apallikern ist Behandlungsverzicht nicht begründbar.
  – bei einwilligungsfähigen Patienten:
    Wenn ein informierter und entscheidungsfähiger Patient eine nötige Behandlung ablehnt, erlischt die Behandlungspflicht für diese Behandlungsart. Der Arzt muss aber für Wohlbefinden sorgen, z. B. für Schmerzlinderung. Ablehnung ist gerechtfertigt, wenn der zu erwartende Nutzen der Behandlung in keinem Verhältnis zu den Nebenwirkungen steht. Der Arzt hat keine Vernunfthoheit, kann sich aber bemühen, den Patienten zu überzeugen und Angehörige miteinzubeziehen.
  – bei einwilligungsunfähigen Sterbenden:
    Entscheidend sind mutmaßlicher Wille (nach der Patientenverfügung oder nach der Aussage der Angehörigen) sowie Diagnose und Heilungsaussicht. Ist der mutmaßliche Wille nicht zu erfahren, die Prognose unsicher oder bestehen noch Chancen, ist eine Maximaltherapie angezeigt, bis Aussichtslosigkeit sicher ist oder der Patient sich selbst äußert und eine weitere Behandlung ablehnt.
  – Zumutbarkeit der Folgen:
    Was an schwer wiegenden Folgen nach lebensverlängernder Behandlung zumutbar ist, kann nur der Kranke entscheiden. Wenn er nicht einwilligungsfähig ist, kann niemand, auch nicht Angehörige, über seinen Lebenssinn entscheiden.

* Ethische Aspekte: Behandlungsverzicht ist nur erlaubt,
  – wenn medizinisch Aussichtslosigkeit gewiss ist;
  – wenn der Verzicht nicht gegen den mutmaßlichen Willen des Sterbenden erfolgt;
  – wenn der Verzicht Verzweiflung verhindert, Bedürfnisse berücksichtigt und die Würde der Person schützt. Behandlungsverzicht ist ein Konflikt zwischen Hilfeleistungspflicht und Patientenwunsch und zwischen Vermeidung unnötigen Leidens und dem Tötungsverbot. Biologisches Leben gilt nicht als Höchstwert, sondern die Entfaltung

*Medizinische Aspekte*

*Bei Ablehnung erlischt Behandlungspflicht*

*Mutmaßlicher Wille*

*Der Kranke entscheidet über Zumutbarkeit*

*Ethische Aspekte*

*Konflikte für Pflegende*

personalen Daseins in Selbstbestimmung und die Kommunikationsfähigkeit gelten als wichtigste Werte. Der Mensch sollte nicht mit
außergewöhnlichen Mitteln zum lebendigen Automaten degradiert
werden (Papst Pius XII, 1952).
Wird für demente alte Menschen ein Behandlungsverzicht und Sterbenlassen zur Pflicht, um zu sparen?

## 4.2.2 Behandlungsabbruch

Wunsch des Sterbenden
- Wenn der Sterbende einen Abbruch der Behandlung wünscht,
  - beweist dieser Wunsch nicht, dass er Tötung verlangt;
  - ist eine Therapie gegen seinen Willen unzulässig, solange er den
    Wunsch bei klarem Bewusstsein äußert;
  - sind die Gründe für den Abbruchswunsch zu klären: weil er die
    Therapie für unzumutbar, unwürdig, sinnlos hält oder die Therapie-
    fortsetzung seine Angst und Verzweiflung verstärkt oder weil die
    Leidensbereitschaft und Sinngebung schwinden und er nur noch
    Sterbebegleitung wünscht.

Therapieabbruch bei Hirntod
- Medizinische Aspekte für Therapieabbruch bei Hirntod: Wenn der
  Hirntod nachgewiesen ist, erlischt die Behandlungspflicht. Vor Eintritt
  des Hirntodes ist dies nur dann der Fall, wenn Kommunikationsfähigkeit sicher nicht wieder zu erlangen ist. Entscheidungsgrundlagen sind;
  - objektive: Multiorganversagen bei Therapieresistenz;
  - subjektive: das Intensiv-Team zusammen mit Angehörigen, Betreuer,
    Sozialarbeiter und Theologen entscheiden;
  - übergeordnete: Patientenverfügung, vom Patienten bestellter Spre-
    cher, ethische und juristische Grundsätze.

Juristisch unklar
- Behandlungsabbruch ist juristisch unzureichend geregelt:
  - Der Wille des willensfähigen, aufgeklärten Sterbenden ist bei Be-
    handlungsabbruch oder -verzicht absolut bindend;
  - Der mutmaßliche Wille des jetzt willensunfähigen Sterbenden ist aus
    Patientenverfügung, früheren Äußerungen und Einschätzung naher
    Angehöriger zu erkennen und bindend; die Angehörigen leiden unter
    dem Druck der Entscheidungsnot.
  - Richtlinien der Bundesärztekammer 1998:
    1) bei nicht einwilligungsfähigem Sterbenden gilt sein **mutmaßli-
       cher Wille;**
    2) bei Entscheidung in Lebensbedrohung muss das Vormund-
       schaftsgericht prüfen, ob dem mutmaßlichen Willen entsprochen
       wird (§1904 BGB);
    3) bei dauernd entscheidungsunfähigen Patienten muss das Vor-
       mundschaftsgericht einen Betreuer benennen (§1901a BGB);
    4) es besteht keine Lebenserhaltungspflicht, wenn das Bewusstsein
       unwiderbringlich verloren ist; das Abschalten einer künstlichen
       Beatmung gilt nicht als aktive Sterbehilfe;

Kein Abbruch der
Symptomlinderung
    5) Wenn ärztliches Handeln nicht mehr angezeigt ist, ist Therapie-
       Abbruch auch bei Komplikationen zulässig, solange angemes-

sene Basisbetreuung gewährleistet ist mit Schmerzlinderung, Flüssigkeits- und Nahrungszufuhr, Hygiene, Dekubitusvorbeugung und Nähe der Angehörigen;
– Bestehen trotz aller Bemühungen Zweifel am mutmaßlichen Willen, so müssen lebenserhaltende Maßnahmen eingeleitet werden, um sich nicht der unterlassenen Hilfeleistung schuldig zu machen (§ 323c StGB).

*Unterlassene Hilfeleistung*

## 4.3 Vorausschauende Willenserklärung

### 4.3.1 Patientenverfügung

In der Palliativpflege sollte dem psychisch veränderten alten Menschen eine mögliche bedrohliche Situation vorausschauend mitgeteilt werden, damit er noch eine eigene Entscheidung treffen kann.

*Vorausschauend handeln*

---

**Merke:** Die Patientenverfügung

- kann nur Anhaltspunkte für Maßnahmen geben, wenn sie nicht zu alt ist und auf die aktuelle Situation anwendbar ist;
- berücksichtigt nicht ärztliches Gewissen, das Leben zu schützen; wenn der mutmaßliche Wille eines Entscheidungsunfähigen (Bewusstlosen) nicht zu klären ist, hat Lebenserhaltung Vorrang;
- kann reales Sterben nicht vorwegnehmen, und im Sterbeprozess kann sich die Einstellung ändern.

---

Da bei Demenz die Einwilligungs- und Entscheidungsfähigkeit immer weiter schwindet, ist die Person mit Demenz früh zu Entscheidungen zu drängen, um den mutmaßlichen Willen nicht nur in lebensbedrohlichen Situationen, sondern auch bezüglich der Finanzen oder einer Heimaufnahme zu erkennen.

Bei der Patientenverfügung sind folgende Formen zu unterscheiden:

*Formen der Patienten-verfügung*

- Patientenverfügung mit integrierter Vollmacht
- Betreuungsverfügung
- Vorsorgevollmacht möglichst mit medizinischer Behandlungsverfügung und Bevollmächtigung in Gesundheitsgefahren.

Beispiel einer Patientenverfügung mit integrierter Vollmacht für die medizinische Betreuung

---

„Wenn ich entscheidungsunfähig bin, so sollen die hier benannten Bevollmächtigten, Ärzte und Pflegende meine Wünsche zur Grundlage ihrer Entscheidungen machen.

1. Verfügung über medizinische Versorgung

*Beispiel*

1.1 Ich bitte um Ausschöpfung aller medizinischen Möglichkeiten, solange Aussicht auf Heilung besteht oder eine Behandlung möglich ist, die mir Lebensfreude und Lebensqualität ermöglicht. Ich wünsche, nicht mit Methoden oder Medikamenten behandelt zu werden, die noch in Erprobung sind. Ich akzeptiere kein fremdes Gewebe oder fremde Organe.

1.2 Wenn ich unheilbar krank, unabwendbar im Sterbeprozess, verwirrt oder länger bewusstlos bin, dann verlange ich, dass alle medizinischen Maßnahmen unterbleiben, die mich am Sterben hindern.

Ich bitte um menschliche, pflegerische und seelsorgliche Begleitung. Ich verlange alle Möglichkeiten der Schmerztherapie und wünsche in den letzten Tagen in einer mir vertrauten Umgebung zu verbringen, sofern das mit guter pflegerischer und medizinischer Versorgung und Sterben in Würde vereinbar ist.

1.3 Bei unheilbarer Krankheit, Verwirrtheit oder langer Bewusstlosigkeit ohne Aussicht auf Wiedererlangung des Bewusstseins treffe ich folgende besonderen Verfügungen:

A. Ich wünsche menschliche Zuwendung bei Pflege und Unterbringung, Stillen von Hunger und Durst, Mund- und Körperpflege.

B. Ich fordere eine wirksame Behandlung bei quälenden Zuständen wie Schmerzen, Atemnot, Angst, Unruhe, Übelkeit, Erbrechen, Depression und Schlaflosigkeit, auch wenn ich schläfrig werde oder durch die Behandlung unbeabsichtigt meine Lebensspanne verkürzt wird.

C. Ich wünsche die Unterlassung von Versuchen zur Wiederbelebung und lehne aktive Sterbehilfe ab.

D. Ich wünsche die Unterlassung künstlicher Ernährung durch eine Sonde oder über die Vene, bei fehlendem Durstgefühl auch die Unterlassung künstlicher Flüssigkeitszufuhr, außer wenn diese zur Behandlung von Schmerzen oder Beschwerden hilfreich ist.

E. Ich lehne mechanische und chemische Fesselung ab, außer wenn diese vorübergehend zur Aufrechterhaltung einer künstlichen Ernährung unumgänglich ist.

F. Die in dieser Verfügung festgelegten Wünsche sind entsprechend auf neue, hier nicht erwähnte Situationen zu übertragen.

2. Vollmacht für den Fall, dass ich meine Angelegenheiten ganz oder teilweise nicht mehr besorgen kann, erteile ich hiermit meiner/m Partner/in ....................................., Telefon.............

die Vollmacht, mich gegenüber Ärzten, Krankenhäusern oder Heimen als Gesundheitsbevollmächtigter zu vertreten.

2.1 Ich entbinde die Ärzte gegenüber meiner/m Bevollmächtigten von der Schweigepflicht.

2.2 Die Vollmacht umfasst die Erteilung oder Versagung von Einwilligungen in Untersuchungen, Heilbehandlungen und andere ärztliche Eingriffe.

2.3 Die Vollmacht umfasst Maßnahmen zur Unterbringung und sonstige Maßnahmen.

2.4 Diese Vollmacht gilt auch für die rechtliche Besorgung meiner Vermögensangelegenheiten und umfasst die Befugnis, Post- und Behördensachen zu erledigen, für mich über meine Einkünfte und Konten zu verfügen, Kranken- und Pflegeheimkosten zu bezahlen und Verträge abzuschließen.

2.5 Sollte die Bestellung eines Betreuers notwendig werden, so soll die oben genannte Vertrauensperson als gesetzliche Vertreterin betraut werden. Diese Erklärung gilt als Betreuungsverfügung für den Betreuer verbindlich.

2.6 Ich verlange, dass Richter, Ärzte, Pflegende, Betreuer oder Bevollmächtigte sich an meinen Wünschen orientieren. Sollte die/der Bevollmächtigte nicht in der Lage sein, die Vollmacht auszuüben, so bevollmächtige ich als Bevollmächtigten mit den gleichen Rechten und Pflichten Herrn/Frau ................

Ort........, Datum........

Erneuert am.....      Unterschrift des Verfassers ....................

Unterschrift des/der Bevollmächtigten ..........."

## 4.3.2 Betreuungsverfügung und Vorsorgevollmacht

Vertrauensperson oder Bevollmächtigter kennen den mutmaßlichen Willen und können zum Betreuer bestellt werden.

*Mutmaßlicher Wille*

| Betreuungsverfügung | Vorsorgevollmacht |
|---|---|
| Patient muss einwilligungsfähig sein Patient ernennt Vertrauensperson zum Betreuer Patient und Betreuer unterschreiben Vormundschaftsgericht bestellt Betreuer und entscheidet gemäß dem mutmaßlichen Willen des Patienten bei Lebensbedrohung über ärztliche Maßnahmen | Patient muss geschäftsfähig sein Patient benennt Bevollmächtigten Patient unterschreibt allein Bevollmächtigter entscheidet an Patienten statt im Rahmen der ihm gegebenen Vollmacht ohne behördliche Kontrolle |

*Unterschiede zwischen Betreuungsverfügung und Vorsorgevollmacht*

Die Einwilligung des Betreuers oder des Bevollmächtigten in Behandlungen mit hohem Risiko für Leben und Gesundheit (§ 1904 BGB) oder in Unterbringung (§ 1906 BGB) bedarf der vormundschaftsrichterlichen Genehmigung.

In der Vorsorgevollmacht sind selten Maßnahmen mit begründeter Gefahr für die Gesundheit und freiheitsentziehende Maßnahmen erwähnt, sodass das Vormundschaftsgericht den Bevollmächtigten zum Betreuer bestellen muss. Wenn keine Betreuungsverfügung vorliegt, entscheiden im Notfall Notärzte, Angehörige oder Pflegedienste über den Umfang der notwendigen Maßnahmen.

## 4.4 Sterbehilfe

Formen der Sterbehilfe  Zu unterscheiden sind:

1. Passive Sterbehilfe: Unterlassen lebensverlängernder Maßnahmen unter Fortsetzung der Palliativpflege.
2. Aktive Sterbehilfe: direkte Tötung (Euthanasie).
3. Indirekte Sterbehilfe ist Schmerzlinderung, die einen frühen Tod des Schwerkranken als Nebenwirkung in Kauf nimmt.

### 4.4.1 Passive Sterbehilfe

Sterben lassen  Passive Sterbehilfe bedeutet Unterlassen lebensverlängernder Maßnahmen unter Fortsetzung der Palliativpflege. Sie gilt als

- Hilfe zum Sterben, wenn das Sterben noch nicht beginnt,
- Hilfe beim Sterben ist Sterbebegleitung in der Palliativpflege und Hospizarbeit, wenn der Sterbeprozess eingesetzt hat,
- Hilfe im Sterben, die das Sterben nicht beschleunigen darf.

Passive Sterbehilfe heißt Sterbenlassen, weil der Tod in Kürze unvermeidlich eintritt oder Überleben nur mit schwerster Behinderung z. B. Bewusstseinsstörung möglich ist. Passive Sterbehilfe ist juristisch nicht verboten.

### 4.4.2 Aktive Sterbehilfe oder Euthanasie

#### 4.4.2.1 Einstellung zu aktiver Sterbehilfe

Holland  7,1% der Verstorbenen baten in den Niederlanden um Euthanasie, und 2,4% wurden getötet. Jeder 4. aktiv Getötete wurde nicht gefragt, und nur 40% der Tötungen wurden gemeldet. 14% der Verstorbenen erhielten eine Schmerztherapie mit Lebensverkürzungsabsicht, und ein Therapie- oder Sondenabbruch wurde bei 10% ohne deren Wunsch vorgenommen (Deutsches Ärzteblatt vom 21.01.2000). Als Gründe wurden angegeben, dass die Krankheit aussichtslos, Umstände und Schmerzen unerträglich seien, sodass es zum Anstandsverlust komme.

*Anstandsverlust als Begründung*

In den USA haben von 852 befragten Pflegenden 16% Euthanasie oder Hilfe zum Suizid durchgeführt, bei 9/10 auf Wunsch des Patienten und bei 1/10 ohne seinen Wunsch; 40% wünschen, aktive Sterbehilfe legal leisten zu dürfen (Altenhilfe 5, S. 19, Mai 1997).

*USA*

Über 60% der deutschen Bevölkerung wünscht aktive Sterbehilfe von Ärzten, um Leiden und Sterben zu beenden. Von den Pflegenden sind nach einer Umfrage VON BEINE 41% für eine Legalisierung, 59% unter Umständen. Zwei Drittel der Pflegenden wünscht aktive Sterbehilfe bei sich selbst, 16% würden nach Legalisierung selbst aktive Sterbehilfe praktizieren und 10% sind für die Tötung Verwirrter.

*Deutschland Einstellung der Pflegenden*

Die aktive Sterbehilfe wird befürwortet von

- jüngeren Pflegenden mit geringer Berufserfahrung und fehlender Berufszufriedenheit (Burnout);
- vorwiegend von Konfessionslosen in 59%, von evangelischen und von katholischen Christen seltener;
- Pflegenden, die getrennt leben oder geschieden sind.

Palliativpflege verhindert Euthanasie, die Versorgungsnot zementiert.

## 4.4.2.2 Juristischer Sachverhalt

Aktive Sterbehilfe ist nach § 211 StGB verboten.
Bei der aktiven Sterbehilfe oder beabsichtigten Lebensverkürzung sind zu unterscheiden:

*Verbot der aktiven Sterbehilfe*

- Tötung ohne Verlangen
  - gegen den Willen des Patienten ist Mord;
  - nicht freiwillige Tötung bei Einwilligungsunfähigen mit den Scheinbegründungen, diese Menschen seien lebensunwerte Defekt-Menschen, eine schädliche Last für die Gesellschaft, sodass die Tötung von Nutzen sei. Dagegen spricht: Tötung ist Verfügung über Menschen und lebenswertes Leben ist unabhängig vom Nutzen.
- Tötung auf Verlangen oder freiwillige aktive Euthanasie:
  - Scheinbegründungen sind die Freiheit und das Selbstverfügungsrecht jedes Menschen bei drohender Entwürdigung oder bei unerträglichen Schmerzen. Dagegen spricht: Unser Leben ist eine Leihgabe Gottes, der Tötungswunsch ist die Sehnsucht nach Zuwendung, die Tötung vernichtet die Person und nicht nur Schmerzen, und ein Recht auf Fremdtötung ist nicht begründbar.
- Hilfe zum Suizid oder Freitodhilfe ist
  - Anleitung oder Anstiftung zum Suizid, z. B. in TV-Sendungen, Internet;
  - Beihilfe bei Vorbereitung oder Tatausführung.

*Tötung auf Verlangen*

In Holland werden folgende Kriterien für die Beihilfe zum Suizid und zur aktiven Euthanasie gefordert:
- der Lebensmüde äußert den Wunsch selbst aus freiem Willen und bei klarem Verstand (das sei Privatangelegenheit);
- der Wunsch besteht über längere Zeit;
- der Lebensmüde hat ein subjektiv unerträgliches Leiden und objektiv keine Aussicht auf Besserung;
- vermeidbare Schäden bei anderen werden verhütet;
- der Helfer ist ein anerkannter Fachmann, informiert den Patienten über Situation und Heilungsaussichten, konsultiert den Amtsarzt und dokumentiert den Entscheidungsprozess.

Dagegen spricht, dass dabei die präsuizidale Einengung der Entscheidungsfähigkeit durch eine schwere Depression, durch Demenz, Sucht, durch eine andere schwere Krankheit oder soziale Isolation oder extreme Bedrohung unberücksichtigt bleibt.

**Meinungen der Euthanasie-Befürworter**

- Der Todeswunsch wird von der Gesellschaft gefördert und entsteht
  - aus dem Nützlichkeitsdenken: Alte „Pflegefälle" seien für die Gesellschaft eine Last und das Recht auf Fremdtötung zum Nutzen anderer sei damit zu begründen;
  - aus der sozialen Erwartungshaltung, niemandem zur Last zu fallen, und aus der Scheinbegründung, dass demente Personen deshalb den mutmaßlichen Willen hätten, getötet zu werden; sie hätten ohnehin ihre Personalität verloren;
  - aus der Leid-Delegation an lebensunwerte Defekt-Menschen;
  - aus der Verabsolutierung des Selbstverfügungsrechts folge das Recht und daraus die Pflicht auf einen sanften Tod;
  - aus dem Machbarkeitsdenken und dem Fortschrittsglauben der Medizin und der Utopie der Leidensfreiheit, sodass der Gnadentod zu rechtfertigen sei, um Leiden zu entsorgen;
  - aus Selbstmitleid wird tödliches Mitleid, wenn z. B. Angehörige es nicht mehr mit ansehen können, sodass Töten mit Schmerzen und Anstandsverlust rationalisiert wird.

**Hintergründe**

Ein Todeswunsch kann viele Hintergründe haben:

1. Motive:
   - Selbstbestimmung bis zuletzt zu erhalten;
   - Angst, zu vereinsamen, entstellt, qualvoll, würdelos zu sterben, zur Last zu fallen, von anderen abhängig zu sein;
   - Angst vor künstlicher Lebens- und Leidverlängerung auf der Intensivstation, denn Leidensverkürzung sei humane Pflicht;
   - Sinnlosigkeit von unerträglichem Leid und von Schmerzen;
   - geringe Lebensqualität mit Wunsch nach Erlösung (diesem Wunsch zu folgen ist Tötungsdelikt nach § 216 StGB).
2. Fördernde Faktoren:
   - Schwere der Erkrankung ohne Kraft, die Situation auszuhalten;
   - das Bedürfnis, die Umstände des Todes zu kontrollieren;
   - schwere Selbstwertkrise und Depression mit Sinnverlust.

3. Beurteilung
   Ist der Sterbende für eine freiwillige Entscheidung überhaupt urteils-
   fähig, z. B. bei Depression?

In der Sterbebegleitung kann der Wunsch nach Erlösung zu Konflikten    Konflikte
führen:

- Beim Lebensmüden, der in einem Gefühlschaos ambivalent schwankt
  zwischen Hoffnung und Verzweiflung und zwischen Sehnsucht nach
  Ruhe und Schmerzen, zwischen dem Anspruch auf Selbstbestimmung
  bis zuletzt und der Hingabe und zwischen dem Wunsch, liebevolle
  Angehörige zu erleben und zu entlasten.
- Bei Angehörigen, die einen langen Sterbeprozess nicht mehr ertragen,
  aber alles getan haben wollen.
- Beim Sterbebegleiter, der Schuldgefühle vorwegnimmt.
- Beim Arzt, der sich als Henker missbraucht fühlt und den Vertrauens-
  verlust seiner Patienten spürt.
- Im System:
  - ambulant: beruflich Pflegende wollen Sterben in vertrauter Umge-
    bung ermöglichen, Angehörige möchten eine Klinikeinweisung.
  - stationär: in der Intensivstation entstehen Konflikte zwischen tech-
    nischen Möglichkeiten und der Kosten-Nutzen-Bilanz, in Heimen
    zwischen den Idealen der Pflegenden und dem Zeit- und Personal-
    mangel.

## 4.4.3 Soziale Sterbehilfe

Aus Personal- und Zeitmangel entbehren besonders die psychisch verän-    Fehlende emotionale
derten alten Menschen, die in Heimen leben, häufig der emotionalen    Zuwendung
Zuwendung, wenn sie keine Angehörigen mehr haben oder von diesen
kaum noch besucht werden. Die pflegebedürftigen Heimbewohner
durchleben die zweite Abhängigkeit, sind oft Monate vor dem Sterben
völlig hilflos auf jegliche Hilfe angewiesen. SPITZ beschrieb den Hospita-
lismus durch emotionale Deprivation in der ersten Abhängigkeit bei
Heimkindern. Die mangelnde emotionale Zuwendung führt bei alten
Heimbewohnern zu Verhaltensveränderungen wie regressives (Interesse-
und Antriebslosigkeit) und aggressives Verhalten, das als Demenzfolge
fehlgedeutet und mit Neuroleptika abgeblockt wird. Diese psychisch
Veränderten erhalten unter dem Druck des Qualitätssicherungsgesetzes
keine Zuwendung und nach den Vorgaben der Pflegeversicherung nur
körperliche Pflege, sodass sie eher sterben. Beabsichtigt das unsere Gesellschaft, um die „Altenlast" zu entsorgen? Politiker wollen die soziale
Euthanasie sicher nicht ausdrücklich, aber sie bewilligen keine Gelder für
mehr Personal. Ein möglicher Ausweg wäre die Pflegezeitbemessung mit
PLAISIR (übersetzt: EDV-gestützte Planung der erforderlichen Pflege),
die nicht die erbrachte Pflege, sondern den erforderlichen Bedarf an
Betreuungsleistungen misst. Die ermittelten Pflegezeiten ermöglichen
eine genaue Personalplanung.

Berechnen die Krankenkassen die Rentabilität der Pflege alter dementer Menschen? Werden sie wie im 3. Reich als lebensunwert klassifiziert? Schwerkranke alte Menschen fühlen sich unter Druck gesetzt, bald zu sterben, um Kosten zu sparen, da 50% der medizinischen Kosten im letzten Lebensjahr entstehen. Das von über 60% der Deutschen geforderte Recht zur „Tötung auf Verlangen" könnte in eine soziale Pflicht umschlagen.

Das vorzeitige Sterben durch Zuwendungsmangel drückt die Benachteiligung von unerwünschten psychisch Veränderten und dient der Sicherung höherer Interessen, wie die Bioethik-Konvention des Europarates Forschungen an nicht-einwilligungsfähigen Personen nicht ausschließt. Es sei eine soziale Pflicht, sich dieser Forschung zum Nutzen anderer zu unterziehen, d. h. der Nutzen steht vor der Würde.

**Bürgerschaftliches Engagement**

Die menschenwürdige Sterbebegleitung in der Palliativpflege ist auf Dauer nur finanzierbar, wenn das Ehrenamt zur Bürgerpflicht (caring society) wird, um Alleinsterben zu verhindern. Alte Menschen, die oft aus Langeweile und Einsamkeit nur noch fernsehen, sollten an die soziale Verantwortung erinnert werden, sich ehrenamtlich für die Sterbebegleitung zu engagieren, damit die Mitmenschen, und später sie selbst, lebenssatt und nicht lebensmüde sterben können. Wer den in Heimen ausgegliederten oder zu Hause vereinsamten psychisch Veränderten Zuwendung und Liebe gibt, wird durch diese Sinnerfüllung selbst vor eigener Depression geschützt.

### 4.4.4 Indirekte Sterbehilfe

**Schmerzlinderung, die früheren Tod in Kauf nimmt**

Indirekte Sterbehilfe ist Schmerzlinderung, die einen früheren Tod des Schwerkranken als unbeabsichtigte Nebenwirkung in Kauf nimmt.

## 4.5 Testament

> **Merke:** Auch psychisch veränderte alte Menschen können im Testament über ihr Vermögen bestimmen. Das Testament muss mit der Hand geschrieben, mit Vor- und Zunamen unterschrieben und mit Ort und Zeitpunkt der Testamenterrichtung versehen sein. Wer im Besitz des Testamentes ist, muss es nach dem Tod dem Nachlassgericht aushändigen.

**Nottestament**

Ein Nottestament kann geschrieben werden, wenn wegen der Lebensumstände (durch ärztliches Attest nachzuweisen) die Aufnahme eines Testaments durch einen Notar nicht möglich ist. Nottestamente verlieren nach drei Monaten ihre Gültigkeit, wenn der Erblasser noch am Leben ist.

Ein Drei-Zeugen-Testament ist bei akuter Lebensgefahr möglich. Das Testament wird schriftlich festgehalten, dem Erblasser vorgelesen und von ihm (soweit noch möglich) und von den drei Zeugen unterschrieben. Die Zeugen dürfen nicht der Ehegatte oder in gerader Linie verwandt sein und durch das Testament nicht bedacht werden. Zweifel an der Testierfähigkeit müssen vom Arzt bescheinigt werden.

*Drei-Zeugen-Testament*

## 4.6 Betäubungsmittel-Verschreibungsverordnung BtMVV

Die BtMVV regelt die Verordnung der Opioide zur Schmerzbehandlung:

- Rezeptformulare sind beim Bundesinstitut für Arzneimittel, Bundesopiumstelle, K.-G.-Kiesinger Allee 3, 53175 Bonn, anzufordern.
- Anzugeben sind Name, Menge, Gewichtsmenge, Stückzahl (maximal zwei verschiedene Arzneimittel pro Rezept), Gebrauchsanweisung mit Einzel- und Tagesdosis und eigenhändige Unterschrift.
- Ein Sonderfallrezept muss mit „A" beschriftet werden.
- Eine Notfallverschreibung auf einem Normalrezept muss als solche gekennzeichnet und das BtM-Rezept mit „N" nachgereicht werden.

*Schmerzbehandlung mit Opioiden*

## 4.7 Rechtsansprüche Schwerkranker

- Rechtsansprüche gegenüber der Krankenversicherung:
  Der Schwerkranke und Sterbende hat Anspruch auf:
  - Krankenhausbehandlung;
  - häusliche Krankenpflege (§ 37, Abs. 1 SGB V), d. h. Grund- und Behandlungspflege und hauswirtschaftliche Versorgung als Krankenhausersatzpflege und Behandlungspflege (§ 37, Abs. 2 SGB V) für Dekubitusversorgung, Verbandswechsel, Einläufe, Injektionen oder Blutzuckerkontrollen;
  - Hilfsmittel (§ 33 f, SGB V) am Körper (Stoma- und Inkontinenzprodukte, Brille, Prothesen) und für das tägliche Leben wie Roll- und Nachtstuhl;
  - Heilmittel wie physikalischeTherapie, Beschäftigungs- und Sprachtherapie;
  - Rehabilitationsmaßnahmen nicht nur bei Krebskranken als Anschlussheilbehandlung AHB oder als stationäre Nachsorgemaßnahme. Bei Jüngeren übernimmt die Rentenversicherung die Reha-Maßnahmen, wenn die Arbeitsfähigkeit wieder hergestellt werden kann.
- Rechtsansprüche gegenüber der Pflegeversicherung:

*Krankenversicherung*

*Pflegeversicherung*

– Leistungen der Pflegeversicherung sind je nach Pflegestufe Pflegesachleistungen und Pflegegeld für selbstbeschaffte Pflegepersonen (einschließlich der Leistungen für ihre soziale Sicherung) oder kombinierte Geld-Sachleistungen, häusliche Pflege bei Verhinderung der Pflegeperson, Zuschüsse zur Verbesserung des Pflegeumfelds, Tages-, Nacht- und Kurzzeitpflege und vollstationäre Pflege;

*Pflegehilfsmittel*
– Pflegehilfsmittel (bis 30.68 Euro monatlich) nach Produktgruppe 50: zur Erleichterung der Pflege: Pflegebetten; Hebehilfen; 51: zur Körperpflege/Hygiene: Duschhilfen; Toilettenstuhl; 52: zur selbstständigen Lebensführung: Hausnotruf; 53: zur Linderung von Beschwerden: Lagerungsrollen; 54: zum Verbrauch wie Vorlagen und Schutzbekleidung;

*Leistungen der Pflegekasse*
– Schwerkranke in der Palliativpflege haben Anspruch auf Leistungen der Pflegekassen je nach Pflegestufe. Schwerkranke und Sterbende gehören in Pflegestufe III (schwerst pflegebedürftig) oder in IIIa (Härtefall), weil sie mindest fünf Stunden täglich, meist rund um die Uhr – auch nachts – gepflegt werden müssen. Sie werden oft nur in Pflegestufe I oder II eingestuft, d. h. benachteiligt, um zu sparen. Die Pflegeversicherung berücksichtigt nur Körperpflege, Ernährung, *Soziales Unrecht des SGB XI* Mobilität und die hauswirtschaftliche Versorgung. Die soziale Betreuung ist kein Kriterium zur Bemessung der Pflegestufe, obwohl sie den größten Hilfebedarf bei psychisch veränderten, insbesondere bei dementen Menschen ausmacht. Diese Ungleichbehandlung ist ein soziales Unrecht des Gesetzes SGB XI.

*Sozialamt*
• Rechtsansprüche gegenüber dem Sozialamt:
In Berlin und Hamburg wurden Sonderentgelte zu einer leistungsgerechten Betreuung dementer Personen nach § 68 BSHG vereinbart.

## 4.8 Haftungsrechtliche Aspekte der Palliativpflege

*Haftpflicht*
Damit Pflegende nicht „mit einem Bein im Gefängnis" stehen, sollten sie sich informieren über zivil- und strafrechtliche Haftung in der Pflege, über Sorgfalts- und Aufsichtspflicht, über haftungsrechtliche Konsequenzen z. B. aus dem Pflege-Qualitätssicherungsgesetz (PQsG) und aus dem 3. Gesetz zur Änderung des Heimgesetzes.

Ehrenamtliche Mitarbeiter in der Hospizarbeit brauchen – ebenso wie die Hauptamtlichen – einen Haftpflicht-Versicherungsschutz.

# 5    Menschenwürdiger Sterbeprozess

Der Sterbende, seine Angehörigen und die Mitarbeiter haben ein Recht und einen Anspruch auf die Achtung der Personenwürde. Aber der Umgang mit Sterbenden, Angehörigen und Mitarbeitern unterliegt Sachzwängen, wie z. B. wirtschaftlichen Erfordernissen, hierarchischen Strukturen, räumlichen und zeitlichen Vorgaben und der Gesetzgebung.

*Achtung der Würde*

Auch psychisch Veränderte leben bis zuletzt. Palliativpflege und Hospizarbeit können differenziert werden, aber die Übergänge sind fließend:

*Fließende Übergänge*

- Palliativpflege in der präterminalen Phase dauert Monate;
- Hospizarbeit begleitet Sterbende in der terminalen Phase, d. h. in den letzten Tagen und Stunden.

## 5.1    Psychosoziales Sterben

Das psychosoziale Sterben geht dem körperlichen häufig voraus. Sterbende haben nicht nur Angst (☞ Seite 17), sondern fühlen sich aufgegeben, wie ein Häufchen Elend, hilflos ausgeliefert, verlassen, sprachlos, ohne Anwalt. „Ich lebe noch..., aber es geht dem Ende entgegen, es ist alles aus, zu spät, mir ist nicht mehr zu helfen, ich sehne mich danach, wie ein Mensch behandelt zu werden."

*Psychosoziales Sterben vor körperlichem Sterben*

Das Sterben psychisch Veränderter wird oft zurückgewiesen:

- Depressive Menschen weisen Leben zurück und sterben psychisch.
- Angehörige oder Pflegende weisen bei Verwirrten oft den Kontakt zurück – der soziale Tod findet vor dem klinischen Tod statt.
- Ärzte weisen den sozialen Tod vor dem klinischen künstlich bei Komatösen auf der Intensivstation zurück.

In Heimen und Kliniken erstickt das psychosoziale Sterben oft in Sauberkeit und Hygiene. Lieblosigkeit schmerzt, denn für Sterbende ist Liebe wichtiger als das richtige Medikament. Das psychosoziale Sterben wird gesellschaftlich oft verdrängt oder ausgeblendet (☞ soziale Sterbehilfe Seite 133):

*Verdrängung*

- soziales Sterben: „Niemand besucht mich mehr, ruft mich an," Sterbende sind ausgegrenzt, da sie das Funktionieren stören;

- kommunikatives Sterben: „Niemand spricht mit mir, hat Zeit für mich, ich bin wohl nicht mehr da";
- psychisches Sterben in Verzweiflung: „Ich gebe mich auf, ich will nicht mehr, lasst mich gehen!".

Sterbephasen verlaufen unterschiedlich

Die Sterbephasen Leugnen, Zorn, Verhandeln, Depression und Annahme werden von manchen durchgemacht, aber sehr selten in der von KÜBLER-ROSS beschriebenen Reihenfolge.

Folgende Verarbeitungsphasen kommen häufig vor:

- Verleugnung und Verdrängung, um Angst abzuwehren.
- Erleben von Angst vor Schmerzen, Einsamkeit und Verlusten.
- Erschöpfter Rückzug, Anpassung mit Trauer oder noch realistisches Hoffen. Die Bereitschaft zur Annahme wächst in der Stille, die Angehörige kaum aushalten.

Formen der Auseinandersetzung mit dem Sterben (nach KRUSE, S. 54 f.):
- Linderung der Angst durch Aufgaben oder neuen Lebenssinn,
- bejahende Akzeptanz bei Versöhnung mit dem bisherigen Leben,
- Bemühen, Existenzbedrohung nicht zentral werden zu lassen,
- zunehmende Verbitterung, weil das Leben nur noch als Last empfunden wird,
- Phasen tiefer Depression bis zur Hinnahme des Sterbens.

Wenn die Auseinandersetzung mit dem Sterben fehlt, sind folgende psychische Veränderungen wahrscheinlich:

- Protest und Auflehnung gegen das Todesschicksal kann für Pflegende und Angehörige unerträglich werden.

*Psychische Störungen*
- Verbitterung und Resignation führen zur Depression.
- Das Erleben existenzieller Bedrohung fördert Verwirrtheit.
- Verleugnung von Angst kann zum Wahn beitragen.

*Ekstase im Sterben*

Das Sterben wird von manchen wie ein Orgasmus in umgekehrtem Sinne, eine Ekstase, ein Außer-sich-Geraten, ein Sich-Verlieren erfahren. Aber im Sterben bauen sich nicht Energien auf, sondern ab. Im Sterben erleben manche ihre Geburt. Bei der Geburt wurden wir aus der Geborgenheit des Mutterleibes „ausgetrieben", im Sterben verlassen wir die oft kalte Lebenswelt und hoffen auf neue Geborgenheit (REST, S. 96).

## 5.2 Körperliches Sterben

Zum akuten Herztod (Herzschlag) führt Herzversagen in Minuten. Der plötzliche Tod – z. B. durch Verletzungen – kann grausam sein, weil vor der Bewusstlosigkeit die ersehnte Hilfe oft ausbleibt. Ältere Patienten erleben langsames Sterben als Schwerstarbeit. Das Multiorganversagen führt zur Agonie, die bei jedem anders verläuft und durch folgende Symptome gekennzeichnet sein kann:

- Schmerzen lassen bei Austrocknung nach; Lagern, Analgetika und Wärme können noch Schmerzen in den letzten Stunden lindern; *Symptomlinderung*
- kalte Hände und Füße werden durch wärmende Einreibung oder Socken erträglicher;
- die Nase erscheint spitz und blass, die Augenlider ermüden;
- kalter Schweiß ist abzuwischen, Deodorantien erleichtern;
- Müdigkeit und Schwächegefühl bei Blutdruckabfall können durch Stützen der Hand etwas aufgefangen werden;
- die Beschämung durch peinliche Inkontinenz kann durch behutsamen Vorlagenwechsel gemildert werden;
- Durst, Austrocknen und Schmerzen des offenen Mundes sind durch regelmäßige Mundpflege z. B. mit Tee zu verhindern; Hunger und auch der evtl. bestehende Wunsch nach einer Zigarette sind zu stillen;
- Angst durch Atemnot, schnelle, rasselnde, erschwerte Schnapp- oder Pausenatmung sind durch halbsitzende Lagerung, beruhigende Ansprache oder evtl. durch Sauerstoffgabe zu erleichtern;
- die Sinne werden verändert wach („Sinnlichkeit"):
  - wenn die „Augen brechen", die Pupille lichtstarr wird, wird von manchen Lichtdämpfung angenehm empfunden und der nach innen gerichtete Blick sieht noch farbige Bilder;
  - das Gehör wird empfänglich für die Stimme und für Atmosphärisches, z. B. Unstimmigkeit im Team;
  - ob der Geruch verändert wird, ist nicht sicher, aber „dicke Luft" wird wahrgenommen;
  - der Temperatursinn bezieht sich auch auf menschliche Kälte;
  - der Schweresinn spürt Umlagerung;
  - der Raumsinn erfährt z. B. noch Gemeinschaft im Raum;
  - der Zeitsinn lässt zeitlich über sich hinaus wachsen;
  - der Tastsinn wird im Sterbeprozess empfindlicher.
- Verwirrte, Somnolente, Bewusstlose oder Komatöse spüren Ansprache und Berührung bis zuletzt.

## 5.3 Der Tod als Vollendung des Lebens

Klinischer Tod ist das Erlöschen von Atmung und Puls. Bis zu 20 Sekunden nach dem klinischen Tod kann der Sterbende noch hören, dann erlischt das Bewusstsein. Da dieses aber nicht messbar ist, wissen wir nicht, ob nicht doch noch Vitalbewusstsein oder unbewusstes Fühlen möglich sind und Liebe, z. B. in Form von Berührungen, noch erfahrbar ist. Nach zwei bis drei Minuten wird er gelähmt und lässt die Hand langsam los, kann aber noch Muskelzuckungen erkennen lassen. Die Anspannung im Gesicht löst sich: Es ist vollbracht. Die Wiederbelebungszeit des Gehirns beträgt vier bis sechs Minuten, die des Herzens 15-30 Minuten. In der Reanimationszeit sind evtl. Nahtodeserlebnisse und unbewusste Tastempfindungen möglich. *Klinischer Tod*

Hirntod ist definiert als Zustand der irreversibel erloschenen Gesamtfunktion des Großhirns, des Kleinhirns und des Hirnstamms (Null-Li- *Hirntod* nien-EEG) und gilt juristisch als Todeszeitpunkt. Fremdreflexe können bis zu 20 Minuten erhalten bleiben und beim Anziehen des soeben Verstorbenen erkennbar werden.

Sichere Todeszeichen:

Nach einer halben Stunde treten Totenflecken an abhängigen Körperabschnitten auf. Die Totenstarre fängt im Halsbereich und an kleinen Gelenken nach zwei Stunden an. Die Leichenstarre beginnt sich nach zwei Tagen zu lösen, wobei Außentemperaturen über 20 ° diese Vorgänge beschleunigen und Kälte sie verzögert.

In den ersten vier Stunden sinkt die rektale Temperatur um ca. ein Grad pro Stunde. Die Oberschenkelstrecker bleiben durch Schlag noch bis zu 6 Stunden nach dem Tod erregbar.

**Biologischer Tod**  Der biologische Tod nach dem Sterben der letzten Knochenzellen tritt je nach Außentemperatur nach zwei Tagen ein.

**Exitus**  Der Hinübergang wird von Medizinern auch Exitus genannt. Wann ist der Mensch tot? Wenn Koma, Hirnstamm-Areflexie (Ausfall der Pupillen-, Hornhaut-, Husten-, Würgreflexe), Atemstillstand und die Irreversibilität der Ausfallssymptome nachgewiesen sind, z. B. mit wiederholtem Nullinien-EEG (Ärzteblatt 24.7.98).

**Organtransplantation**  Um eine Organtransplantation vorzunehmen, muss der irreversible Hirntod nachgewiesen sein, und der Verstorbene muss zu Lebzeiten schriftlich eingewilligt haben (Organspenderausweis) oder nächste Angehörige stimmen zu.

**Leichenschau**  Jeder Arzt ist verpflichtet, die Leichenschau an der unbekleideten Person vorzunehmen und die Todesbescheinigung auszustellen, wenn sichere Todeszeichen vorhanden sind. Unter der Rubrik „Todesursache" ist der Krankheitsverlauf gemäß der WHO in einer Kausalkette (unmittelbar zum Tode führende Krankheit und vorangegangene Ursachen) zu dokumentieren. Bei ungeklärter oder nicht natürlicher Todesart sollte der Arzt nach sicherer Feststellung des Todes die Polizei unterrichten.

Autopsie, Obduktion oder Sektion zur Feststellung der Todesursache:
1. gerichtliche bei Verdacht auf Straftat
2. klinische Leichenöffnung, wenn Verstorbener zu Lebzeiten oder nächste Angehörige zustimmen
3. anatomische zu Lehrzwecken.

# 6    Trauerarbeit

## 6.1    Gerontopsychiatrische Pflege als Trauerarbeit in der vorwegnehmenden Trauer

Gerontopsychiatrische Pflege ist Trauerarbeit mit psychisch Veränderten, die Rollen-, Beziehungs-, Erinnerungs- oder Kontrollverluste oder zunehmende Vereinsamung (sozialer Tod) als tiefe Trauer mit Depression oder Demenz durchleben. Angehörige von dementen Menschen trauern vorwegnehmend, wenn sie jahrelang Abschied nehmen von den Fähigkeiten des Betroffenen und von gemeinsamen Erinnerungen. Eine Frau, die ihren dementen Ehemann ins Heim gebracht hat, fühlt sich wie eine Witwe. Freundschaften in vorauseilender Trauer können die bevorstehende Lücke ausfüllen.

Trauerarbeit

In Altenheimen könnte eine Abschiedskultur die vorwegnehmende Trauer erleichtern, z. B. Vorbereitung der Sterbebegleitung durch Angehörige, Planung der Beerdigung, Entwurf einer Todesanzeige, Zusammenstellung der wichtigsten Papiere, auch Ansprechen von Schuldgefühlen (Lebensbilanz) und Zulassen von Tränen.

Abschiedskultur

## 6.2    Umgang mit dem entseelten Leib des Verstorbenen

Die Angehörigen sollten kooperieren und mithelfen:

Würde erhalten

- nach dem Tod Uhrzeit dokumentieren und Arzt benachrichtigen;
- Lagerungshilfen, Infusionen, Sonden, Katheter (nicht bei unnatürlichem Tod) entfernen, Wunden mit Druckverband versorgen; es gibt kein Leichengift, sondern Berührungsängste;
- die Person waschen, kämmen, rasieren, die Prothese einsetzen;
- ein frisches Hemd oder Lieblingskleider anziehen, zudecken;
- Kinn hochbinden oder stützen; auf Augenlider nasse Tupfer legen, Oberkörper leicht erhöhen, weil er sonst blau wird;
- persönliche Gegenstände, Fotos auf das Bett und evtl. ein Plüschtier oder Blumen in den Arm des Toten legen;
- Identifikationszettel mit Namen, Geburtsdatum und Todeszeitpunkt zur verstorbenen Person in Heim oder Klinik legen;

- im Sterbezimmer Öllämpchen oder Kerze anzünden, den Toten im Zimmer lassen, bis Angehörige Abschied genommen haben;
- aufbahren nach religiösen Bräuchen im Abschiedsraum;
- Sachen gegen Unterschrift der Angehörigen inventarisieren.

> **Hinweis:** Der Verstorbene ist als Person und nicht als leblose Sache zu behandeln, d. h. die Würde und der Respekt vor seiner sozialen Gestalt ist über den Tod hinaus zu erhalten.

## 6.3 Trauerarbeit mit Hinterbliebenen

**Auseinandersetzung mit eigener Sterblichkeit**

Bei einem plötzlichen und unerwarteten Tod (Infarkt, Suizid, Verkehrsunfall) ist die unvorbereitete Trauer schwerer zu verarbeiten als bei allmählichem Sterben. Trauer ist noch ein Tabu. Trauerarbeit ist subjektiv sehr unterschiedlich und setzt die Auseinandersetzung mit der eigenen Sterblichkeit voraus.

### 6.3.1 Dabeisein und Zur-Seite-Stehen

**Unterstützung durch Pflegende**

Eine Pflegeperson oder HospizmitarbeiterIn ist mitmenschlich da, d. h. sie entwickelt ein Gespür dafür, wann und wie sie als Ansprechperson gefragt ist oder sich zurückhalten soll, weil sie als Außenstehende Augenzeuge einer intimen Begegnung – z. B. in einem Abschiedsraum im Heim – wird.
Angehörige erleben den endgültigen Abschied als unwirklich, noch nicht als innere Wirklichkeit und spüren, ob die Pflegende eigene Erfahrungen mit Sterben und Trauer hat. Sie könnte fragen: „Möchten Sie jetzt allein sein oder soll ich im Hintergrund bei Ihnen bleiben". Manchmal sollten Angehörige und Pflegende die Würde des Augenblicks in Stille wahrnehmen und für Trauergefühle sensibel bleiben und sie zulassen.

### 6.3.2 Sinnlicher Abschied

**Loslassen mit allen Sinnen**

Begleiter ermutigen die Angehörigen, den Verstorbenen ohne Zeitdruck zu berühren, anzufassen, zu spüren, wie der Körper erkaltet, liebevoll über den Kopf oder den Arm zu streichen oder mit dem Finger zärtlich über den Handrücken oder die Wange zu streicheln, die Hand des Verstorbenen in die Hand des Angehörigen zu legen, mit ihm zu sprechen, während er gewaschen wird, ihn zu riechen oder ihm ein Küsschen auf die

Stirn zu geben. Wenn Angehörige das nicht können, sollten sie wenigstens die Kleidung berühren. Die Begleiterin könnte dicht neben dem Angehörigen stehen oder sitzen bleiben.

### 6.3.3 Gesprächshilfen

Die Angehörigen können das Unaussprechliche noch nicht aussprechen. Es fehlen ihnen die Worte, um auszudrücken, was in ihnen vorgeht. Auf „Warum-Fragen" hat niemand eine Antwort. Der Trauernde braucht jetzt jemanden, der die Schwere des Augenblicks, die tiefe Traurigkeit bestätigt. Pflegende könnten z. B. sagen: „Lassen Sie Ihre Gefühle zu!" oder „Versuchen Sie zu spüren, wonach Ihnen jetzt ist!" oder „Sie stehen ganz gebeugt da", „Ich sehe, dass Ihnen die Tränen in die Augen treten, lassen Sie Ihren Tränen freien Lauf, weinen Sie!" Aber nicht jeder möchte mit Fremden über seine Gefühle reden. Pflegende oder HospizmitarbeiterInnen sollten nie sagen „Sie müssen jetzt nicht weinen", sondern „Wenn ihnen nach Weinen zumute ist, sollten sie es tun". Männer weichen dem „leidigen Thema" oft aus. Trauernde können in Zwiegesprächen um Vergebung bitten. Pflegende können Trauernde ermutigen, Sätze wie „Warum musste er mich jetzt schon verlassen?" zu wiederholen. Einige Trauernde wollen gefasst erscheinen und fangen schon am Totenbett an zu planen, was zu organisieren ist. Helfer könnten behutsam ermuntern „Laufen Sie nicht vor Ihrem Abschied und vor sich selbst davon!"

*Worte fehlen*

Da aktuelle Trauer von der Lebensgeschichte abhängt, sind Gespräche über Krisenerfahrungen in der Biografie hilfreich, ob Verluste, Trennungen, Abschiede von geliebten Menschen als Schicksalsschläge empfunden oder aktiv gestaltet wurden. Trauernde brauchen klientenzentrierte Gespräche (Seite 113) mit Hospizmitarbeitern am Totenbett und noch wochenlang danach, um den Gefühlen von Kummer und Gram, von Protest, verzweifelter Wut oder Depression Ausdruck zu verleihen, weil das Endgültige nicht rückgängig zu machen ist. Trauernde brauchen im Stress der schweren Krise Unterstützung durch Freunde oder Verwandte. In Essen gibt es eine Selbsthilfegruppe „MUT" (Mensch und Tod e.V.) und Essener Trauertherapie (Jerneizig). Die Gemeinde kann mit liturgischen Texten und Feiern den Tod als Durchgang zu neuem Leben akzeptieren und Hoffnung auf Auferstehung wecken. Trauer ist jedoch nicht mit rituellen Bräuchen allein zu bewältigen. Die Begleiter könnten je nach Kultur nach sechs Wochen oder zum ersten Jahrestag noch einmal Kontakt mit dem Trauernden, z. B. mit einem Brief, aufnehmen oder sie zu einer Gedächtnisfeier einladen.

*Alle Gefühle zulassen*

### 6.3.4 Organisatorische Hilfen bei Formalitäten

#### Vor der Beerdigung

- Der Arzt füllt die Todesbescheinigung (fünf Blätter mit nicht vertraulichem und vertraulichem Teil) aus.
- Das Bestattungsunternehmen besorgt mit Familienstammbuch die Sterbeurkunden beim Standesamt und den Sarg, klärt Aufbahrung, Bestattungsart (Erd-, Feuer- und Urnen-, See- oder anonyme Bestattung), Grabstätte und lässt Todesanzeigen drucken.
- Lebens-, Sterbeversicherung (mit Policenkopien) benachrichtigen.

#### Nach der Beerdigung

*Ordnen erleichtert den Abschied*

- Danksagung formulieren;
- Rechnungen aufheben, evtl. Wohnung kündigen, auflösen;
- Ansprüche (evtl. Vollmachten) klären gegenüber:
  - Krankenversicherung, Unfallversicherung, private Versicherung (z. B. Sterbegeld);
  - Rentenversicherung, z. B. Hinterbliebenen-Rente;
  - KfZ-, Haftpflicht- oder Rechtsschutzversicherung;
- bei der Bank Daueraufträge, Einzugsermächtigung löschen;
- Zeitungen, Zeitschriften, Verbände und Vereine kündigen;
- Testament eröffnen lassen, Erbschein beim Amtsgericht besorgen, Erbverträge und Erbschaftssteuer klären;
- Grabstein bestellen und für Grabpflege sorgen.

### 6.4 Trauerphasen

*Jeder trauert anders*

Trauerphasen sind nicht nachgewiesen, helfen aber, sich an das anzunähern und zu verstehen, was Trauernde erleben.

Die Trauerphasen beschreiben die Autoren unterschiedlich:

- REST: schockartige Reaktion, Hilferuf, erklärende Deutung des Erlebten, Wiederaufbau der zerstörten Lebenskonzepte.
- BOWLBY: Betäubung, Sehnsucht und Suche, Desorganisation und Verzweiflung und Reorganisation.
- KAST: Nichtwahrhabenwollen, aufbrechende Emotionen, Suchen und Sich-Trennen, neuer Selbst- und Weltbezug.
- CANACAKIS: Bewusstwerden des Verlustes, Inspiration, Selbstregulation und Stabilisierung.
- SPIEGEL teilt die Trauerphasen ein in:
  1) Schock: Der Trauernde bricht wie gelähmt zusammen.
  2) Kontrollierte Phase: Der Trauernde ist gefasst bei der Trauerfeier mit Trauerrede, bei Bestattung und Beileidsbesuchen.
  3) Regressive Phase des zurückgenommenen Lebens:

- Der Trauernde aktiviert alte Trennungsängste, vereinfacht Zusammenhänge, personalisiert die Wut in der Suche nach dem Schuldigen, will den Verlust nicht wahrhaben;
- körperlich treten Beschwerden auf wie Kopfschmerzen, zugeschnürte Kehle, Kloß im Hals, Brustbeklemmung, Atemnot, leerer Magen, Durchfall, Ekzem, Schwitzen, Erschöpfung, Schlaf- und Widerstandslosigkeit (T-Killerzellen sinken);
- ein Gefühlschaos kann überwältigen mit Sehnsucht, Selbstwertkrise, Angst, Frustration, Wut, Schuld-, Leere- und Hilflosigkeitsgefühlen, Entmutigung und Ambivalenz: Der Trauernde fühlt sich verlassen, aber auch erleichtert;
- im Verhalten ist der Trauernde verändert: er ruft, seufzt, sucht, isst kaum oder träumt und neigt zu Unfällen.
4) Anpassung: Der Trauernde öffnet sich und beginnt, wieder zu leben. Die Anpassung ist abhängig von Ressourcen und kann immer wieder durch Verzweiflungsphasen unterbrochen werden. Die Annahme der Realität ohne den Verstorbenen bedeutet ein neues Welt- und Selbstverständnis und neue Lebensmuster, ohne den Verstorbenen vergessen zu müssen.

## 6.5 Mögliche Formen der Trauerbewältigung

Wie jeder anders stirbt, so trauert jeder auch auf seine Weise:

Unterschiedliche Bewältigungsstrategien

- mit narzisstischem Rückzug: auch Trauernde können
  - Realitätskontrolle z. B. mit Halluzinationen abbauen;
  - in Träume fliehen, sich in das Trinken von zuviel Alkohol stürzen;
- mit der Angst, infolge des Gefühlschaos verrückt zu werden;
- mit Zwängen: z. B. wird das Zimmer nicht verändert;
- mit aggressiver Bewältigung: Die Trauernden können
  - nach dem Schuldigen suchen und Pflegende anklagen;
  - sich mit dem Angreifer identifizieren, sich Versäumnisse oder Todeswünsche vorwerfen;
  - versuchen zu sühnen, in Identifikation mit dem Verstorbenen genauso krank oder depressiv zu werden oder nachzusterben;
- mit Verdrängung: wenn z. B. Angehörige Trauer nicht ertragen, vertieft sich diese aberkannte Trauer;
- mit Idealisieren des Verstorbenen;
- mit sozialem Rückzug, Isolation, Vereinsamung;
- mit neuen Beziehungen: sie suchen einen Ersatzpartner oder einen Pflegebedürftigen, den sie betreuen können;

Soziale Aufgaben übernehmen

- in Selbsthilfegruppen helfen sich Trauernde gegenseitig, Gefühle auszusprechen: geteiltes Leid ist halbes Leid.

Trauerverarbeitungsfaktoren können geklärt werden:

- Wie war die Beziehung? Was bedeutete sie/er für mich?
- Welche Trauererfahrungen habe ich? Was belastet mich?
- Wie reagieren andere?

Neue Sinnerfüllung

Verlustbewältigung ist ein doppelter Prozess, eine Balance zwischen Verlusterleben (das Veränderungen vermeidet) und Wiederherstellungsorientierung, die Trauer verleugnet und neue Lebenschancen und Beziehungen wahrnimmt. Zentral ist in jeder Kultur die Sinngebung. Der Tod hat viel genommen, aber auch die Chance neuer Sinnerfüllung gebracht.

## 6.6 Traueraufgaben

Vier Traueraufgaben

WORDEN unterscheidet vier Traueraufgaben:

- den Verlust als Realität akzeptieren statt die Realität zu verleugnen oder statt Wiedervereinigung zu erwarten;
- den Trauerschmerz durchleiden, Wut zulassen statt Flucht in Arbeit oder depressives Nichtstun oder statt sich aufzumuntern, sich in Vergnügen zu stürzen;
- sich anpassen an eine Umwelt, in der der Verstorbene fehlt;
- dem Verstorbenen einen neuen Platz zuweisen, an den geliebten Menschen noch jahrelang denken und weiterleben.

Trauergeleit kann schwerer sein als Sterbende zu begleiten.

Sich an neue Lebensbedingungen anpassen

Der Trauernde muss nicht nur den Verlust eines wichtigen Menschen betrauern, sondern Abschied nehmen von der Zeit des Gebrauchtwerdens, von der Tagesstruktur, von Gewohnheiten und Lebensstandard, von Freunden und manchmal von der Wohnung. Er muss evtl. neue Aufgaben übernehmen.

Trauerbegleiter können den Trauernden versichern, dass es normal ist, noch nach Wochen in ein Loch zu fallen, körperliche Beschwerden zu entwickeln oder nur bei Licht einschlafen zu können. Trauerbegleiter können Trauernden noch nach Monaten, z. B. mit einem Anruf oder Besuch, helfen Trauer auszudrücken.

Trauernde brauchen Hilfe:

- die Wahrheit und Realität des Verlustes zu akzeptieren;
- Schmerz zu erfahren, Gefühle in Trauerritualen auszudrücken;
- gern an die geliebte Person zu denken, denn Liebe bleibt;
- in der Biografie erworbene Bewältigungsstile anzuwenden;
- sich Zeit zu lassen, sich an ein neues Umfeld anzupassen;
- sich für das Leben im Alltag zu entscheiden;
- sich neu zu orientieren, z. B. in neuen Beziehungen.

## 6.7    Fehlgeleitete Trauer

Weil Trauer normal ist, ist sie nicht zu therapieren. Damit komplizierte Trauer nicht unverarbeitet bleibt, kann klientenzentrierte Trauerberatung erforderlich werden, wenn Trauer

Trauer ist nicht therapierbar

- erschwert, gehemmt, verhindert ist oder ausbleibt;
- chronisch, verzögert, übertrieben oder larviert wird:
  - Trauernde reagieren stark auf unbedeutenden Verlust
  - sie konservieren die Umgebung des Toten
  - sie kapseln sich ab oder reagieren selbstzerstörerisch
  - sie ahmen den Toten in hoffnungslosen Leiden nach
  - sie werden psychosomatisch oder depressiv krank, oft zum Jahresgedächtnis.

## 6.8    Grenzen der Trauerbegleitung

Trauerbegleitung kann sehr schmerzhaft sein, wenn Angehörige

Schmerzhafte Aufgabe

- bitten, erst benachrichtigt zu werden, wenn alles vorbei ist, d. h. wenn sie die Aufgaben der Sterbe- und Trauerbegleitung an die Pflegenden delegieren;
- persönliche Dinge (Ring, Kleidung) nehmen und verschwinden oder nach Wochen Verständnis für ihre Trauer erwarten;
- den Pflegenden Vorwürfe machen, etwas versäumt zu haben oder am Tod dieses Menschen schuld zu sein.

Vorwürfe der Trauernden

Trauerbegleitern kann es schwerfallen, die Autonomie und Individualität der verschiedenen Angehörigen zu akzeptieren. Starke Angehörige mit bestimmten Vorstellungen können Pflegende hilflos machen.

Trauerbegleiter kommen immer wieder an eigene Grenzen, wenn sie eigene Trennungsängste als „Macher" mit Aktivitäten überspielen, um der eigenen Trauer auszuweichen, oder wenn sie die familiäre Beziehungslosigkeit, Schuld ohne Versöhnung der Trauernden wahrnehmen und doch nicht ändern können. Manchmal werden Pflegende und Hospizmitarbeiter von den Angehörigen zurückgewiesen oder abgelehnt. Sie können dieses Verhalten besser aushalten, wenn sie gut für sich selbst sorgen und sich in Supervision klar werden, dass solche Ablehnungen nicht ihnen als Person gelten, sondern Übertragungen sind. In Aus- und Weiterbildungsangeboten können Pflegende in Sterbeseminaren Kompetenzen in der Sterbebegleitung erwerben, selten aber in der Trauerbegleitung. Denn der Leidensweg kann sich nach dem Sterben nicht nur für die Angehörigen fortsetzen, sondern oft auch für Pflegende. In Heimen gehen Pflegende den trauernden Angehörigen häufig aus dem Weg, da sie diese Begegnung als zusätzliche Belastung empfinden und eigene Trauer als tabuisiertes Gefühl nicht zulassen können. Pflegende sollen kultur-

Trauer der Begleiter

sensibel pflegen, weil die Trauerbräuche in den Kulturen und Religionen sehr unterschiedlich sind und sich wandeln.

In den von gesellschaftlichen Werten abhängigen Trauerritualen können Trauer, Entsetzen und Angst ausgedrückt werden, aber Freude über den Tod und Hass auf den Toten müssen unterdrückt werden. Berührung des Verstorbenen hilft nicht nur Angehörigen, die Realität des Todes anzuerkennen, sondern auch Pflegenden, die Pflegebeziehung zu lösen. Im Gespräch lässt sich klären, welche Rituale sinnvoll sind für den Abschied des Sterbenden, der Angehörigen und der Pflegenden.

**Hinweis:** Trauerhilfen als Lebenshilfen für Pflegende unterbleiben meist aus Kosten- und Zeitmangel, sodass das Burnout-Syndrom vorprogrammiert ist.

# 7 Organisation der Palliativpflege

## 7.1 Multiprofessionelles Team

Die Zusammenarbeit verschiedener Berufsgruppen mit unterschiedlichen Kompetenzen in einem interdisziplinären Team setzt einen Austausch von Informationen voraus und gewährleistet eine ganzheitliche Betreuung psychisch Veränderter mit begrenzter Lebenserwartung. Das gemeinsame Ziel, eine bestmögliche Lebensqualität für diese Sterbenden zu erreichen, ist wichtiger als die individuelle Berufszugehörigkeit. Die Teammitglieder brauchen nicht nur fachliche Kompetenz, sondern Gesprächsbereitschaft, Konfliktfähigkeit, Flexibilität, eine ganzheitliche Sichtweise, Anerkennung der anderen Teammitglieder und Bereitschaft zur Selbstkontrolle und zur Supervision. Sterbebegleitung verändert die Begleiter zu bewussterem Leben.

*Interdisziplinäre Zusammenarbeit*

Mitarbeiter des multiprofessionellen Teams können sein:

*Teammitglieder*

- **der Sterbende** bleibt auch als psychisch Veränderter die wichtigste Person, die das Team leitet und Begleitern Kraft gibt;
- **die Angehörigen** klagen zuerst „Ich kann nicht mehr!", sie können aufgrund ihrer Biografieerfahrung mitpflegen;
- **die Pflegenden** haben den engsten Kontakt zum Kranken und zu den Angehörigen, unterstützen und erhalten die Aktivitäten des täglichen Lebens und helfen, den Stress des bevorstehenden Sterbens zu bewältigen;
- **die Ärzte** haben wenig Kontakt, können Beschwerden lindern und das Team informieren über die Krankheiten und die Prognose;
- **Sozialarbeiter** unterstützen die Familie in Familienkonflikten, bei finanziellen Problemen, bei Kontakten zu Behörden, bei der Vernetzung anderer Dienste, bei Beratung und Trauerbegleitung, integrieren hospizliche Praxis in Pflegeheime, erschließen Ressourcen, motivieren und qualifizieren Mitarbeiter;
- **Seelsorger** können bei der Sinnsuche helfen und Versöhnung und Vergebung vermitteln;
- **Psychologen** können Angst und Depression mitbehandeln, bei der Krankheitsbewältigung helfen (Thanatopsychotherapie nach Spiegel-Rösing) und Angehörige und Team unterstützen;
- **Physio-** und **Atemtherapeuten** können mit Bewegungsübungen die schwindenden Körperkräfte unterstützen;

- **Musik-, Kunst- und andere Therapeuten** können den Gefühlsausdruck mit nonverbaler Kommunikation fördern, um von Angst abzulenken und zu entspannen;
- **Diätassistenten** sorgen für appetitanregende Lieblingsspeisen;
- **freiwillig engagierte Hospizhelfer** können die Normalität im Team erhalten, die Professionellen in der Begleitung unterstützen, ihre Lebenserfahrung einbringen, Gespräche führen, vorlesen, Angehörige mit Nachtwachen entlasten, Behördengänge oder Telefondienste erledigen und für Trauernde gesprächsbereit sein. Palliativpflege ist ohne freiwillig engagierte Mitarbeiter nicht möglich. Sie sind nicht Lückenbüßer. Ehrenamt sollte in Zukunft Bürgerpflicht werden (caring society oder bürgerschaftliches Engagement).

*Ohne ehrenamtliche Helfer ist Palliativpflege nicht möglich*

## 7.2 Vernetzung im Familien- und Gesundheitssystem

### 7.2.1 Häusliche Betreuung durch Angehörige

*Orte des Sterbens*

Psychisch veränderte alte Menschen wollen in vertrauter Umgebung, d. h. zu Hause sterben. In der Nähe geliebter Menschen können sie ihre Autonomie erhalten, normal wie immer sprechen oder mit Mimik, Blicken und Gesten kommunizieren, ihre Intimität wahren. Bei Verwirrtheit wirkt die gewohnte Umgebung stabilisierend.

Angehörige, die den Sterbenden nicht in die Klinik einweisen lassen, haben weniger Schuldgefühle und können im langsamen Sterben Trauerarbeit vorwegnehmen.

Die Angehörigen, die die Hauptlast der Pflege psychisch veränderter alter Menschen tragen, aber auch deren Bedürfnisse am besten kennen, sind oft durch Abhängigkeits- und Machtumkehr überfordert. Die wechselseitige Reaktion zwischen Angehörigen und z. B. dementer Person kann wie folgt ablaufen:

*Interaktion von Angehörigen und dementen Patienten*

| Angehörige, später auch Pflegende sind verunsichert und überfordert | Die abhängige demente Person |
|---|---|
| → sedieren, sperren den Patienten ein | → wird unruhig oder läuft weg |
| → reagieren frustriert, hilflos wütend | → schimpft, schreit aggressiv |
| → helfen überfürsorglich aus Schuld | → wird depressiv |
| → infantilisieren zum Pflegeobjekt | → zieht sich apathisch zurück |
| → erklären den Patienten ägerlich für verrückt | → fühlt sich bloßgestellt, verfolgt |
| → fühlen sich schuldig und traurig | → fühlt sich ins Heim abgeschoben |

Zur Sterbevorbereitung zu Hause gehört eine Vorsorge-Checkliste: „Im Falle meines Todes" sind bereit zu halten:

Vorsorge-Checkliste

- Unterlagen: Ausweis, Familienstammbuch, Urkunden;
- Versicherungspapiere von privater oder betrieblicher Kranken-, Renten- oder Unfall- und Lebensversicherung, Sterbe- und Vorsorgekasse;
- Haus-/Wohnungsunterlagen, z. B. Mietvertrag;
- Bankunterlagen von Sparguthaben oder Wertpapieren;
- Geschäftsbriefe, z. B. von Ratenzahlungen oder einer Bürgschaft;
- Kfz-Papiere;
- Steuerunterlagen;
- wichtige Anschriften, auch private;
- Schriftstücke von Vereinsmitgliedschaften;
- Abonnements;
- Patientenverfügung und Vollmachten;
- Testament.

Sterben zu Hause kann für alle Beteiligten ein Geschenk sein. Voraussetzung sind pflegebereite Angehörige, die räumliche Ausstattung mit einem Krankenbett und Pflegehilfsmitteln, ambulante Pflegedienste, die zusammen mit dem Hausarzt die Linderung der Beschwerden gewährleisten. Wenn Angehörige die häusliche Pflege nicht durchführen können, weil sie in zerfallenden Familien überfordert sind oder wenn z. B. Absaugen und spezielle Lagerungen erforderlich sind, ist es kein Versagen der Angehörigen, wenn sie den Patienten zum Sterben in die Klinik oder in ein stationäres Hospiz einweisen lassen.

Sterben zu Hause

## 7.2.2 Ambulante Hospizarbeit und Palliativ- oder Hausbetreuungsdienste

Die ersten Sitzwachengruppen entstanden aus kirchengemeindlichen Besuchsdiensten von Altenpflegeheimen in Stuttgart.

Ambulante Hospizarbeit

Die Bundesarbeitsgemeinschaft BAG Hospiz unterscheidet vier Formen ambulanter Hospizarbeit:

- ambulante Hospizinitiativen zur Öffentlichkeitsarbeit und zur psychosozialen Begleitung durch geschulte Ehrenamtliche;
- ambulante Hospizdienste mit einer hauptamtlichen Koordinatorin in einem Hospizbüro;
- ambulante Hospiz- und Palliativ-Beratungsdienste mit einer hauptamtlichen Palliative-Care-Pflegeperson;
- ambulante Hospiz- und Palliativ-Pflegedienste: mindestens drei hauptamtliche Pflegefachkräfte mit 24-Stunden-Rufbereitschaft leiten auch Angehörige an.

Die hauptamtlichen Mitarbeiter der Palliative Care werden nach dem Basiscurriculum Palliativmedizin speziell geschult mit dem Ziel, die Lebensqualität des Patienten mit ganzheitlicher Pflege und Einbindung der

Ganzheitliche Palliativpflege

Angehörigen zu verbessern. Aufgaben der Palliativpflege sind Durchführung der Grundpflege, Mitwirkung bei der Schmerztherapie, Überwachung der Medikamentengabe und der künstlichen Ernährung, Vorbeugung gegen Übelkeit, Obstipation, Atemnot, Verwirrtheit und Angst und Anleitung des Kranken, der Angehörigen und anderer Pflegenden. Hausbetreuungs- oder ambulante Palliativdienste kooperieren mit Palliativstationen und mit ambulanten Hospiz- und ambulanten Pflegediensten.

Entlastung der Angehörigen

Überforderte pflegende Angehörige können entlastet werden:

- emotional, indem die professionellen Teammitglieder die Angehörigen wertschätzen, beraten und unterstützen;
- wohnortnah niederschwellig (vgl. Seite 53 f.) vor allem durch ambulante Hospizdienste, die individuelle Hilfen wie z. B. Sitzwachen anbieten.

Einweisungsgründe in den letzten Tagen

Probleme in der ambulanten Betreuung können noch am letzten Tag zur stationären Einweisung Sterbender führen:

- völlige Erschöpfung der pflegenden Angehörigen, weil sie ambulante Dienste zu spät um Hilfe gebeten haben, weil sie Schuldgefühle fürchten, wenn sie Fremde hinzuziehen, weil sie Ehepartner und Kinder nicht einbeziehen, weil sie nicht an Selbsthilfegruppen teilnehmen und weil sie teilstationäre Pflege, z. B. Tagespflege, nicht in Anspruch nehmen;
- mangelnde Absprachen im Team, weil jeder denkt, die anderen werden es schon tun, weil Teambesprechungen mit Aufgabenklärung und Informationsaustausch fehlen;
- plötzliche Verschlechterung körperlicher Symptome kann durch Angst bedingt sein, die von Angehörigen oder Pflegenden nicht ernst genommen wird, wenn nur das körperliche Sterben im Vordergrund steht;
- ungenügende Klärung der Finanzierung.

## 7.2.3  Stationäre Einweisung in die Palliativstation

Stationäre Einweisung

Die stationäre Einweisung in eine Palliativstation kann **notwendig** werden, wenn:

- der Sterbende selbst intensive medizinische Betreuung ohne lebensverlängernde Maßnahmen wünscht, in der Patientenverfügung dokumentiert hat oder sein mutmaßlicher Wille die Einweisung nahe legt;
- starke Schmerzen, unstillbares Erbrechen, Atemnot, Angst, schwere Unruhe und unmittelbare Suizidgefahr ambulant nicht beherrschbar sind;
- die pflegenden Angehörigen völlig erschöpft sind.

Eine stationäre Einweisung ist **nicht mehr sinnvoll,** wenn:

- der Sterbende wider seinen Willen aus seiner vertrauten Umgebung gerissen wird;
- der Transport zu belastend ist;

- falsche Hoffnungen auf Besserung geweckt werden;
- eine Palliativstation fehlt, sodass in einer Akutklinik ggf. mit sinnloser Diagnostik begonnen wird.

Ziel der Symptomkontrolle in der Palliativstation ist die Entlassung nach Hause, die auch dem Herzenswunsch der meisten Sterbenden entspricht. Für die Entlassung müssen der Sterbende, die Angehörigen, der ambulante Pflegedienst und der Hausarzt informiert und vorbereitet sein. Hilfreich ist eine Pflegeüberleitung, die den weiterbetreuenden ambulanten Pflegedienst in speziellen Pflegemaßnahmen oder z. B. in Opioidpumpen oder Notfallbeatmung anleiten kann. Fehlt die Möglichkeit zur häuslichen Pflege, ein Hausbetreuungsdienst und die hausärztliche Versorgung, ist eine Entlassung nach Hause nicht möglich.

## 7.2.4 Brücken- oder Übergangspflege

Sie ermöglicht eine frühzeitige Entlassung aus der Palliativstation in optimale Palliativpflege in häuslicher Umgebung oder ins Heim und jederzeit eine Rückkehr in die Palliativstation. Die Finanzierung ist noch nicht gesichert.

## 7.2.5 Palliativpflege in Einrichtungen der Altenhilfe

### 7.2.5.1 Palliativpflege in teilstationären Einrichtungen

Tageshospize gibt es in verschiedenen Modellen. Die Gäste müssen hinreichend mobil und bereit sein, den Tag in einer Gruppe zu verbringen. Die Mitarbeiter sind in Palliativpflege ausgebildet. Durch Tageshospize werden Angehörige entlastet. Ein Problem ist die Finanzierung, die etwa 35 Euro pro Tag beträgt.

Nachthospize z. B. für allein stehende Kranke und Wochenendhospize fehlen noch in der BRD.

Tageshospiz

Nachthospiz

### 7.2.5.2 Palliativpflege im Pflegeheim

Die meisten Heimbewohner finden im Heim ein letztes Zuhause, um in vertrauter Umgebung sterben zu können. Angehörige sollten von dem Vorwurf entlastet werden, den Sterbenden ins Pflegeheim abgeschoben zu haben. Die Palliativpflege im Pflegeheim erleichtert die Bewältigung der Sterbesituation für den Sterbenden und seine Angehörigen. In Heimen wird Sterben noch verdrängt, tabuisiert, obwohl fast ein Drittel in Heimen sterben, d. h. die Routine unterbrechen. Pflegende sind im Durchschnitt 60-70 Jahre jünger, sodass negative Übertragungen Begegnungen erschweren. Die Zukunft der Pflegeheime wird Palliativpflege sein, weil

Das letzte Zuhause

in vielen Heimen nur noch Pflegebedürftige der Pflegestufe II (schwer pflegebedürftig) aufgenommen werden, d. h. die Pflege wird aufwändiger. Die durchschnittliche Heimaufenthaltsdauer für die jetzt aufgenommenen Bewohner beträgt im Durchschnitt nur noch ein bis zwei Jahre, d. h. die Lebenszeit ist absehbar begrenzt. Auch psychisch veränderte alte Menschen wissen, dass sie zum Sterben ins Heim kommen.

Viele Heimmitarbeiter sind nicht auf Sterbebegleitung vorbereitet, und der Zeit- und Kostendruck steigt, sodass die Mitarbeiter ausbrennen und unzufrieden mit Sterbenden umgehen. Das Sterben wird verdrängt, sodass Verstorbene zum Teil heimlich durch den Lieferanteneingang weggefahren werden.

Ziele  Palliativpflege im Pflegeheim:

- lindert Leiden mit ganzheitlicher Pflege;
- befriedigt Bedürfnisse der einzigartigen Person;
- ermöglicht selbstbestimmtes erfreuliches Leben bis zuletzt und die Auseinandersetzung mit Leid;
- fördert Lebensqualität der Sterbenden, ihrer Angehörigen und der Mitarbeiter;
- sorgt für ein menschenwürdiges Sterben.

Hospizlichkeit bedeutet:

Sterbeseminare
- die Grundhaltung, dem psychisch veränderten Menschen Hilfe zum Leben in Würde und Selbstbestimmung bis zuletzt zu geben, ihn ganzheitlich zu pflegen und ihn nicht allein zu lassen. Diese Grundhaltung kann in heiminternen Sterbeseminaren aufgebaut werden.
- eine Organisationsform, die alle Beteiligten zur Kooperation vernetzt, die Angehörigen unterstützt, die Ehrenamtlichen integriert, Symptome, besonders Schmerzen lindert, die Pflege auf die Bedürfnisse des Sterbenden abstimmt und für würdige Sterbe- und Abschiedsräume sorgt. Eine Verantwortliche kümmert sich um diese Organisation der Sterbebegleitung.

In dem „Zuhause" Pflegeheim kann ein ambulantes Hospiz die Sterbenden besuchen. Ehrenamtliche werden oft zu einer tragenden Säule der Sterbebegleitung und nicht Lückenbüßer im Pflegeheim. In der Zusammenarbeit zwischen Haupt- und Ehrenamtlichen sind folgende Konflikte möglich:

- Ehrenamtliche opfern ihre Freizeit im Heim, Pflegende wollen zu ihrer Freizeit das Heim pünktlich verlassen;
- Eifersuchtsgefühle können entstehen, weil Ehrenamtliche das tun, was Pflegende selbst gern tun möchten, wozu ihnen aber keine Zeit bleibt, z. B. dem Sterbenden Zuwendung zu geben.
- Sterbende und Angehörige können Ehrenamtliche und Pflegende gegeneinander ausspielen.

Ein kompetenter Ansprechpartner, z. B. die Pflegedienstleitung, könnte die Erfahrungen auswerten und vermitteln.

## 7.2.6 Palliativpflege im stationären Hospiz

Die Pflege im stationären Hospiz ist gewöhnlich optimal auch für psychisch veränderte Sterbende und Angehörige. Die Mitarbeiter sind gut ausgebildet, sehr engagiert und kooperieren im Team, um die Lebensqualität des Sterbenden bis zuletzt zu gewährleisten. Sie reflektieren ihre Begleitung, differenzieren zwischen Machbarkeit und Utopie, erarbeiten Betreuungspläne nach den Wertvorstellungen und Vorlieben des Sterbenden, leiten Angehörige an und begleiten sie in der Trauer. Krankenkassen übernehmen einen Kostenanteil in Höhe von etwa 127 Euro pro Tag.

*Das Hospiz als Herberge gibt letzte Geborgenheit*

## 7.3 Qualitätssicherung oder -management

Ziel der Qualitätssicherung ist es, die Menschenwürde bis zuletzt zu schützen, d. h. Autonomie, Empathie, Akzeptanz, Sicherheit und Privatheit jeder Person zu garantieren.

*Menschenwürde bis zuletzt erhalten*

Das wichtigste Pflegequalitätskriterium ist das Wohlbefinden des sterbenden alten Menschen, d. h. dass er geachtet wird und handlungsfähig bleibt, auch wenn er z. B. verwirrt ist, und dass er Vertrauen auf eine verlässliche Resonanzbeziehung von Mensch zu Mensch behält, nicht im Sinne einer Pfleger-Patienten-Beziehung oder einer Dienstleister-Kunden-Beziehung, die den alten Menschen zum behandlungsbedürftigen Patienten oder zahlungsfähigen Kunden reduziert.

Das Palliativpflegekonzept orientiert sich an der Beziehungspflege in der:

*Orientierungspunkte*

- Strukturqualität, die dem Sterbenden eine ihm angemessene Lebenswelt und organisatorisch für eine konstante Bezugsperson sorgt;
- Prozessqualität, die die Palliativpflege individuell nach Standards plant und dokumentiert;
- Ergebnisqualität, die Zufriedenheit nicht nur der Sterbenden, sondern auch der Angehörigen und Mitarbeiter erstrebt.

Pflegequalität wird nur durch gemeinsam reflektiertes Lernen möglich, denn Pflegende können nicht alle Wünsche Sterbender erfüllen, weil sie oft unrealistisch sind und die Ansprüche der Angehörigen und des Gesetzgebers zu hoch sind. Ambulante Sterbebegleitung zu Hause hat Vorrang vor stationärer. Das letzte Zuhause sollte zur Palliativpflege und zum stationären Hospiz befähigt und mit der ambulanten Sterbebegleitung und Selbsthilfe vernetzt werden. Auch Ehrenamtliche und Angehörige brauchen Hilfe, Fortbildung und Supervision.

*Gemeinsames Lernen*

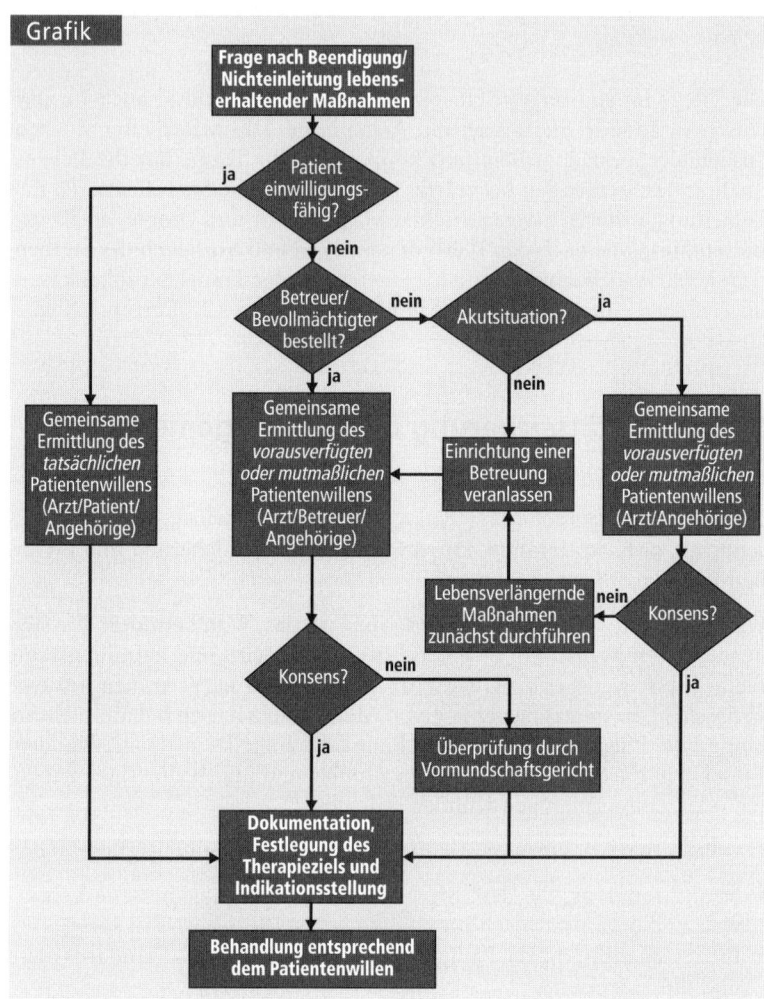

(Quelle: Dt. Ärzteblatt, 4.8.2003, 2063).

# 8 Stressmanagement und Selbstpflege der Begleiter

Psychohygiene der Begleiter ist von ihrer Einstellung abhängig: Können sie akzeptieren, dass sie in der Begleitung ständig an Grenzen stoßen und Supervision brauchen, weil sie höchsten Ansprüchen an emotionaler Ausgleichsfähigkeit ausgesetzt sind? Psychohygiene für Pflegende

Palliativ Pflegende könnten:

- Selbsterfahrung im Umgang mit dem Sterben aufarbeiten; Selbsterfahrung
- die eigene Motivation für die Sterbe- und Trauerbegleitung durch Verlusterlebnisse aus der eigenen Biografie klären;
- eigene Gefühle und Belastungen erkennen wie die Forderung, gefühlsmäßig zu spüren und schwingungsfähig zu bleiben;
- ihr Handeln kritisch reflektieren, Projektionen vermeiden;
- eine Balance zwischen Nähe und Distanz immer wieder finden;
- den Abschied persönlich gestalten.

Führungskräfte sollten Strukturqualität verbessern, um dem Burnout vorzubeugen: Rahmenbedingungen verbessern

1. Arbeitsbedingungen und Organisation verändern:
   - für mehr Personal und Pausen zur Distanzierung sorgen;
   - Krisenplan und Leitbild erstellen, Stellen beschreiben;
   - Planungssicherheit im Dienstplan mit flexiblen Arbeitszeiten ermöglichen, Belastungsspitzen verkürzen;
   - Beziehungs- oder Bereichspflege in Arbeits- und Erfahrungsgruppen vernetzen mit Fehlerkultur: aus Fehlern lernen, bei Konflikten Streit- und Spaßkultur bei Stress anwenden;
   - zur Qualitätssicherung Managementtraining, Prozessberatung, Coaching für Führungskräfte, Mitarbeiterbefragungen einführen.
2. Eigenverantwortung und Mitbestimmung der Mitarbeiter in regelmäßigen Dienstbesprechungen bei kooperativer Führung stärken.
3. Mit mehr Lob und Lohn Gratifikationskrise mildern:
   - Einsatzbereitschaft für emotionale Schwerstarbeit anerkennen;
   - Lobby in Berufsverbänden, heiminterne Fort-, Weiterbildung mit Aufstiegschancen und Palliativ-Pflegeforschung fördern.
4. Teamarbeit ausbauen, Rollenkonflikte und Beziehung zu Sterbenden, Kollegen, Angehörigen und Ärzten klären.
5. Fairness stärken, mit Kollegen kooperieren, Aufgaben delegieren und Motivation der Ehrenamtlichen stärken.
6. Menschliche Werte fördern statt Anspruchsinflation infolge wirtschaftlicher Dienstleistung am Sterbenden als Kunden:

- mehr Menschlichkeit mit 3 Z (Zuwendung, Zärtlichkeit, Zeit) in der Palliativpflege wird bei der Sparpolitik dringlicher;
- Professionalisierung stärkt positive Aspekte der Pflege;
- helfen können, Begegnung und Bestätigung erfahren dürfen;
- abwechslungs-, lehr- und erfolgreiche Arbeit nach eigenen Vorstellungen kreativ nutzen können;
- Dankbarkeit der Sterbenden geschenkt bekommen.

**Selbstpflege gegen Burnout**

Selbstpflege, Sorge für sich selbst bzw. für eigene Bedürfnisse ist mit folgenden Fragen (z. B. nach LAMP, Seite 117 f.) möglich:

- Bin ich in meinem Körper zu Hause?
- Nehme ich mir genügend Zeit für die Pflege meines Körpers?
- Gönne ich mir Zeit zum Essen, zur Entspannung, Schlaf und Zärtlichkeit? Habe ich Zeiten, die nur mir gehören?
- Kann ich mit mir in Kontakt sein, mich wahrnehmen, ehrlich mir selbst gegenüber sein, um das bitten, was ich möchte?
- Wie nehme ich Rücksicht auf meine Gefühle, Wünsche und Bedürfnisse? Zeige ich mir selbst gegenüber Wertschätzung?
- Freue ich mich, bin ich zufrieden mit meinem Leben, Beruf?
- Sehe ich einen Sinn in meiner Tätigkeit?
- Fühle ich mich überfordert oder fürchte ich, zu versagen?
- Wie fühle ich mich, wenn meine Leistung kritisiert wird oder wenn ich nichts zu tun habe?
- Mag ich mich? Gehe ich versöhnlich, geduldig mit Seiten von mir um, die ich nicht mag?
- Kann ich mir verzeihen und Fehler als Lernerfahrungen sehen?
- Habe ich Humor? Kann ich lachen, Freude zeigen?
- Kann ich mit anderen in einen aufrichtigen, gleichgeordneten Kontakt treten? Bin ich mit meiner Partnerschaft zufrieden?
- Gestehe ich mir ohne Einschränkung zu, tiefe Liebe zu empfinden und zu leben? Unterhalte ich tragende Beziehungen? Genieße ich die Unterstützung anderer?
- Traue ich mich, mich anderen zu öffnen, berühren zu lassen?
- Kann ich vom Sterbenden z. B. seine Gelassenheit lernen?
- Denke ich immer wieder an das eigene Sterben?
- Was muss ich am dringendsten verändern?

**Stress bewältigen**

Pflegende brauchen ganzheitliche Selbstpflege. Sie fragen sich „Was stresst mich?" Jeder meistert Stress anders:

1. Körperlich:
   - sie entspannen sich mit Ausgleichstraining;
   - sie genießen Essen, Bad, Zärtlichkeit und Selbstpflege;
   - sie achten auf Körperreaktionen, Äußeres und Kleidung;
   - sie erholen sich, gönnen sich Ruhe in Ruhe-Inseln, Zeitnischen oder suchen den Rekreationsraum auf.
2. Psychisch:
   - sie sollten Sofortstrategien entwickeln, um sich schnell in kritischer Situation abzureagieren;
   - sie halten Arbeit im persönlichen Tempo überschaubar und managen ihre Zeit für Arbeit und Freizeit;

- sie treten kürzer, steigen kurz aus, nehmen Auszeit;
- sie sprechen mit „Ich" über Angst, Wut, Schuld, lassen Trauer über eigene Hilflosigkeit zu, klären Frustquellen;
- sie denken positiv zur Selbstverteidigung, betonen positive Pflegeaspekte und fragen: Was macht am meisten Freude?
- sie belohnen sich, verwirklichen sich kreativ im Hier und Jetzt;
- sie setzen Humor, Genuss oder Spielen als Stresskiller ein.

3. Geistig:
   - sie suchen nach einem Sinn und erkennen die Sinnhaftigkeit der Palliativpflege;                                                                        Sinnorientierung
   - sie besinnen sich: Was tut mir gut? Was will ich ändern? Wozu will ich Sinnvolles tun, mich und andere lieben?
   - sie nutzen Rückschläge als Chance, konzentrieren Wünsche auf machbare Ziele, weil die Zukunft heute beginnt;
   - sie ändern störende Denkmuster wie: „Ich müsste ja, aber" bauen Selbstüberforderung und überhöhte Ansprüche ab, hören auf, sich für unentbehrlich zu halten, zwanghaft zu helfen, klären Prioritäten und nutzen Ressourcen, z. B. Meditation oder Beten;
   - sie engagieren sich und verteilen Verantwortung im Team;
   - sie bilden sich zur Selbstsicherheit fort.

4. Sozial:
   - sie geben und nehmen in Kontakten, Beziehungen;
   - sie suchen Rückhalt und Unterstützung, bitten um Hilfe und nehmen sie dankbar an: Wer sich selbst nicht helfen lässt, hört auf, ein Helfer zu sein; in Not rufen sie an der Arbeitsstelle die Telefonseelsorge anonym an;
   - sie entlasten sich in Teamgesprächen und Supervision;
   - sie machen sich ihre Rolle bewusst, halten Distanz, grenzen sich von den Sterbenden ab und identifizieren sich nicht;
   - sie beenden konstruktive Kritik an Kollegen mit Anerkennung und Lob;
   - sie verteidigen sich und lösen Konflikte im Team.

5. Ökologisch:
   - Pflegende gestalten die eigene Wohnung und Station freundlich mit Blumen, schöner Beleuchtung, schirmen Lärm ab, benutzen Duftstoffe und halten evtl. Haustiere.

In der Palliativpflege Tätige brauchen eine Stärkung ihres Selbstwertgefühls:                                                                        Selbstwertgefühl aufbauen

- sie können die Palliativpflege gegenüber der aktivierenden Pflege aufwerten, sich nicht für das Was, sondern für das Wie ihres Tuns loben;
- sie belohnen sich mit erfreulichen Aktivitäten;
- sie nehmen sich Zeit für sich und akzeptieren sich: „Ich habe ein Recht auf meine Gefühle, meine Meinung und ein Recht, mich wertvoll zu fühlen, auch wenn ich versage";
- sie können sich selbst vertrauen, sich selbstsicher behaupten, nein sagen ohne Schuldgefühle;
- sie können sich ziel- und sinnorientiert für mehr Lebensqualität bei Sterbenden und bei sich selbst engagieren;

- sie sollten die Anerkennung und Liebe, die sie von Sterbenden erfahren, dankbar annehmen;
- sie sollten liebevoll mit sich selbst umgehen, sich mit sich selbst versöhnen und vergeben.

Wenn Begleiter unzufrieden sind, sollten sie sich fragen: Wo will ich hin? Was kann ich tun? Welche Hilfe brauche ich? Führungskräfte brauchen Coaching, um Mitarbeiter beraten zu können, und Sterbebegleiter brauchen eine Gruppe zum kollegialen Austausch, regelmäßige themenbezogene Fortbildungen und Supervision auch für Ehrenamtliche.

Supervision  Supervision unterstützt die Sterbebegleiter, schützt sie vor dem Burnout, anerkennt ihre Arbeit und sichert Qualität, z. B. durch Besprechen schmerzhafter Konflikte. Supervision ermöglicht, aus Distanz auf eigene Gefühle wie Angst, Ekel, Wut, Trauer und Dankbarkeit, auf die Beziehung zum Sterbenden, auf die Zusammenarbeit mit dem Team, auf die eigene Rollengestaltung und auf die Einrichtung zu schauen.

# 9 Arbeitskreis Palliativpflege

Unter der Schirmherrschaft der Deutschen Gesellschaft für Palliativmedizin wurde der Arbeitskreis Palliativpflege gegründet. Er teilt sich in regionale Arbeitsgruppen auf. Sie haben die Aufgabe, regelmäßig Erfahrungen auszutauschen und inhaltliche Themen zu bearbeiten. Ein überregionaler Arbeitskreis Palliativpflege koordiniert die Arbeit der Regionalgruppen und gibt Impulse für die Themenarbeit.

Vorsitz überregionaler Arbeitskreis und Koordination:
Frau Martina Kern
Zentrum für Palliativmedizin und Trauer Institut Deutschland
Malteser Krankenhaus Bonn
Von-Hompesch-Str. 1, 53123 Bonn

Ansprechpartner der Arbeitsgruppen

- Baden-Württemberg
  A. Kapp
  Posilipostr. 4, 71640 Ludwigsburg

- Brandenburg, Mecklenburg, Sachsen, Sachsen-Anhalt,
  Thüringen und Vorpommern:
  H. Th. Montag
  Palliativstation Kathol. Krankenhaus
  Kartäuser Str. 64, 99084 Erfurt

- Hamburg, Schleswig-Holstein
  J. A. Sanger
  Universitätsklinikum Kiel

- Hessen, Rheinland-Pfalz, Saarland:
  H. P. Streit
  St. Jakobus-Hospiz
  Ludwigsplatz 5, 66117 Saarbrücken

- Nordrhein-Westfalen:
  Fr. Ch. Glasmeyer
  Malteser Hospiz
  Hohle Eiche 29, 44229 Dortmund

- Fr. M. Lübken
  Hausbetreuungsdienst oder
  Dr. Mildred Scheel Akademie
  Joseph-Stelzmann-Str. 9, 50931 Köln

- Berlin
  D. Becker, Ricam Hospiz
  Delbrückstr. 22, 12051 Berlin

- Bayern
  B. Augustyn
  Gullbranssonstr. 37, 81477 München

(Quelle: Hospiz- und Palliativführer 2003 der Firma Mundipharma, Limburg/Lahn)

# 10 Dachorganisationen der Hospizbewegung (Auswahl)

- Internationale Gesellschaft für Sterbebegleitung und
  Lebensbeistand e.V.IGSL, Postfach 1408, 55384 Bingen

- OMEGA – Mit dem Sterben leben – e.V.,
  Postfach 1407, 34334 Hann. Münden

- Bundesarbeitsgemeinschaft Hospiz, BAG Hospiz
  Am Weiherhof 23, 52382 Niederzier

- Deutsche Hospiz Stiftung / Malteser
  Im Defdahl 5–10, 44141 Dortmund

- Bundeszentrale für Patientenverfügungen
  Wallstr. 65, 10179 Berlin

- ALPHA, Ansprechstelle im Land NRW zur Pflege Sterbender,
  Hospizarbeit und Angehörigenbegleitung
  Im Rheinland: ALPHA, Von-Hompesch-Str. 1, 53123 Bonn
  In Westfalen-Lippe: ALPHA, Salzburgweg 1, 48145 Münster

- Arbeitskreis Hospiz und
  Referat des Diakonischen Werks der EKD
  Stafflenbergstr. 26/28, 70184 Stuttgart

- Akademie für Palliativmedizin
  Rathausplatz 2a, 80634 München

Die verschiedenen Institute bilden oft nebeneinander und in Konkurrenz zueinander nach eigenen Richtlinien und ohne Austausch aus.

Das Modellprojekt Limits (Windhorststr. 13, 48143 Münster, E-Mail: info@limits-projekt.de) will zahlreiche Projektpartner vernetzen, um eine humane Sterbekultur weiter zu entwickeln. Träger des Projektes ist die Forschungsgruppe Pflege und Gesundheit in Münster. Schwerpunktthemen sind Entscheidungsnot der pflegenden Angehörigen, Umsetzung des Willens nicht entscheidungsfähiger Personen und Nahrungsverweigerung.

# Literatur

ANTONOVSKY, A. (1997): Salutogenese. Zur Entmystifizierung der Gesundheit, herausgegeben von A. Franke, DGVT, Tübingen

ANTONCZYK, E. und DOMMACH, C. (2003): Was ich bei der Begleitung kranker und sterbender Menschen wissen muss, Verlagshaus, Gütersloh

AULBERT, E. und D. ZECH, D. (1997): Lehrbuch der Palliativmedizin, Schattauer, Stuttgart

AULBERT, E., KLASCHIK, E. und KETTLER, D. (2002): Palliativmedizin – Ausdruck gesellschaftlicher Verantwortung, Schattauer, Stuttgart

BAUSEWEIN, C., RÖLLER, S. und VOLTZ, R. (2000): Leitfaden Palliativmedizin, Urban & Fischer, München

BECKER, P. und EID, V. (1984): Begleitung von Schwerkranken und Sterbenden, Matthias-Grünewald, Mainz

BEINE, K. H. (1998): Sehen, Hören, Schweigen. Patiententötungen und aktive Sterbehilfe, Lambertus, Freiburg

BEINE, K. H. (1997): Leben oder Tod. Einstellungen zur aktiven Sterbe-Hilfe bei Altenpflegepersonal, in Altenpflegeforum, Beilage zur Zeitschrift Altenpflege, 1997

BLUMENTHAL-BARBY, K. (1998): Bis zum Abschied, Ratgeber zur Begleitung Sterbender, Humboldt, München

BÖKE, H., SCHWIKART, G. und SPOHR, M. (2002): Wenn Sterbebegleitung an ihre Grenzen kommt, Verlagshaus, Gütersloh

BOHNHORST, B. (1997): Laß mich los – aber nicht allein, Fischer, Frankfurt

BOWLBY, J. (1987): Verlust, Trauer, Depression, Fischer, Frankfurt

BRON, B. (1991): Pathologische Trauerreaktion im Alter, Gerontologische Forschung 1, 33-38

BUBER, M. (1979): Ich und Du, Lambert Schneider, Heidelberg

BUIJSSEN, H. (1997): Die Beratung von pflegenden Angehörigen, Beltz, Weinheim

BUNDESARBEITSGEMEINSCHAFT HOSPIZ (1999): Palliativmedizin 2000, Düren

BURGHEIM, W. (2002): Qualifizierte Begleitung von Sterbenden und Trauernden, Forum Verlag, Mering

CANACAKIS, J. (1999): Ich begleite dich durch deine Trauer, Kreuz-Verlag, Stuttgart

CARDINAL, C. (2002): Trauerheilung, Patmos, Düsseldorf

DAVY, I. und ELLIS, S. (2003): Palliativ pflegen, Huber, Bern

DEUTSCHE-ALZHEIMER-GESELLSCHAFT (2001): Stationäre Versorgung von Alzheimer-Patienten, Berlin

DÖRNER, K. und PLOG, U. (1996): Irren ist menschlich, Psychiatrie Verlag, Bonn

ERLEMEYER, W. (1992): Suizidalität im Alter, Kohlhammer Verlag, Stuttgart

EVERDINGH, G. und WESTRICH, A. (2000): Würdig leben bis zum letzten Augenblick, Beck, München

FERRELL und HASSEY in KING, Cr. und HINDS, siehe KING

FRANKL, V. E. (1982): Trotzdem Ja zum Leben sagen, München

FUCHS, R. (2001): Das Geschäft mit dem Tod, Patmos, Düsseldorf

GERKEN, B. und PRÜSS, C. (2002): Trauerbewältigung in der Altenpflege, Schlütersche, Hannover

GROND, E. (2003): Kompendium der Alters-Psychiatrie und -Neurologie, Kunz, Hagen

GROND, E. (2000): Altenpflege als Beziehungspflege, Kunz, Hagen

GROND, E. (2001): Altersschwermut, Reinhardt, München

HELLER, A., HEIMERL, K. und HUSEBÖ, S. (2000): Wenn nichts mehr zu machen ist, ist noch viel zu tun, Lambertus, Freiburg

HUSEBÖ, S. und KLASCHIK, E. (2000): Palliativmedizin, Springer, Berlin

JERNEIZIG, R. und SCHUBERT, U. (1991): Der letzte Abschied, Ratgeber für Trauernde, Klartext, Essen

JERNEIZIG, R., LANGENMAYR, A. und SCHUBERT, R. (1991): Leitfaden zur Trauertherapie und Trauerberatung, Vandenhoeck, Göttingen

JUCHLI, L. (1997): Pflege, Praxis und Theorie der Gesundheits- und Krankenpflege, Thieme, Stuttgart

JULI, D. und SCHULZ, A.(1998): Streßverhalten ändern lernen, rororo, Reinbek bei Hamburg

KAST, V. (1982): Trauern, Phasen und Chancen des psychischen Prozesses, Kreuz, Stuttgart

KELLEHEAR, A. (1999): Health-promoting palliative care, Oxford Press, Melbourne

KESSLER, D. (1997): Die Rechte des Sterbenden, Beltz-Quadriga, Weinheim

KING, C. R. und HINDS, P. S. (2001): Lebensqualität, Pflege- und Patientenperspektiven, Huber, Bern

KIPP, J. und JÜNGLING, G. (2000): Einführung in die praktische Gerontopsychiatrie, Reinhardt, München

KOCH, U. und SCHMELING, C. (1982): Betreuung von Schwer- und Todkranken, Urban & Schwarzenberg, München

KOJER, M. (2002): Alt, krank und verwirrt, Einführung in die Praxis der Palliativen Geriatrie, Lambertus, Freiburg

KOSTRZEWA, S. und KUTZNER, M. (2002): Was wir noch tun können! Huber, Bern

KOTTNIK, R. (1997): Sterbebegleitung in Alten- und Pflegeheimen, in: Evangelische Impulse, 4, 19-20.

KREISEL-LIEBERMANN, H. (2001): Dem Leben so nah, Vandenhoeck & Ruprecht, Göttingen

KRUSE, A. (1992): Depression und Trauer, in HIRSCH, R. D.: Altern und Depressivität, Huber, Bern, 53-69 und 83-100

KÜBLER-ROSS, E. (1996): Interviews mit Sterbenden, Gütersloh

KUNZ, R. (2002): Palliative Medizin für ältere Menschen, Schweiz. Med. Forum 5: 100

KURATORIUM DEUTSCHE ALTERSHILFE (2001): Qualitätshandbuch Leben mit Demenz, Köln

LAMP, I. (2001): Hospiz-Arbeit konkret, Güterloher Verlagshaus

LOCH, F.C. und KNUTH, P. (2001): Leitfaden Notfallmedizin, Ärzte Verlag, Köln

LUKAS, E. (1998): Wertfülle und Lebensfreude, Profil, München

MENCHE, N., BAZLEN, U. und KOMMERELL, T. (2001): Pflege heute, Urban & Fischer, München

METZ, C., WILD, M. und HELLER, A. (2002): Balsam für Leib und Seele, Lambertus, Freiburg

MÜLLER, M., KERN, M., NAUCK, F. und KLASCHIK, E. (1997): Qualifikation hauptamtlicher Mitarbeiter, Curricula für Palliativmedizin, Pallia Med, Bonn

MÜLLER, E. H. (1994): Ausgebrannt – Wege aus der burnout-Krise, Herder, Freiburg

NIKOLAUS, T. (2000): Klinische Geriatrie, Springer, Berlin

OTTERSTEDT, C. (1999): Leben gestalten bis zuletzt, Herder, Freiburg

PARKES, C. M. (1980): Bereavement consouling, does it work? British Medical Journal, 281, 3-6

PAUL, C. (2001): Neue Wege in der Trauer- und Sterbebegleitung, Verlagshaus Gütersloh

PERA, H. (1997): Sterbende verstehen, Herder, Freiburg

REST, F. (1998): Sterbebeistand, Sterbebegleitung, Sterbegeleit, Kohlhammer, Stuttgart

REST, F. (1998): Den Sterbenden beistehen, Quelle & Meyer, Wiesbaden

SASS, H-M. und KIELSTEIN, R. (2001): Patientenverfügung und Betreuungsvollmacht, LIT Verlag, Münster

SATIR, V. (1972): Selbstwert und Kommunikation, Familientherapie für Berater und zur Selbsthilfe, Pfeiffer, München

SAUNDERS, C. (1993): Hospiz und Begleitung im Schmerz, Herder, Freiburg

SEITZ, O. L. (2001): Die moderne Hospizbewegung in Deutschland, Pflegezeitschrift 10, 743-748; 11, 831-836 und 12, 911-916

SCHELL, W. (1998): Sterbebegleitung und Sterbehilfe, Kunz, Hagen

SCHMITZ-SCHERZER, R. (1992): Altern und Sterben, Huber, Bern

SCHULZ-VON Thun, F. (1991): Miteinander reden, Störungen und Klärungen, rororo, Reinbek

SHNEIDMAN, E. (1991): Key Psychological Factors in Understanding and Managing Suicidal Risk. In: Journal of Geriatric Psychiatry, 2, 153–174

SIEMS, M. (1996): Dein Körper weiß die Antwort, rororo, Reinbek

SPECHT-TOMANN, M. und TROPPER, D. (2003): Bis zuletzt an Deiner Seite, Kreuz, Stuttgart

SPECHT-TOMANN, M. und TROPPER, D. (2002): Zeit des Abschieds, Patmos, Düsseldorf

SPIEGEL, Y. (1973): Der Prozeß des Trauerns, Kaiser, München

SPIEGEL-RÖSING, I. und PETZOLD, H. (1984): Die Begleitung Sterbender, Praxis der Thanathotherapie, Junfermann, Paderborn

SPITZ, R. (1957): No and yes. On the beginning of human communication, Denver

STODDARD, S. (1987): Die Hospiz-Bewegung, Lambertus, Freiburg

STUDENT, J.-H. (1994, 3.): Das Hospiz-Buch, Lambertus, Freiburg

TANNEBERGER, S. und PANNUTI, F. (2001): Krebs im Endstadium, Zuckschwerdt, München

TAUSCH A. und TAUSCH, R. (1997): Sanftes Sterben. Was der Tod für das Leben bedeuten kann, Rowohlt, Reinbek

TAUSCH-FLAMMER, D. und BICKEL, L. (2000): Jeder Tag ist kostbar, Herder spektrum, Freiburg

TEISING, M. (1992): Alt und lebensmüde, Reinhardt, München

TIMM, W. (2000): Sterbebegleitung auf der Intensivstation, Kohlhammer, Stuttgart

VIETEN, M. und SCHRAMM, A. (2001): Pflege konkret, Neurologie, Psychiatrie, Urban & Fischer, München

WEDLER, H. L. (1987): Der suizidgefährdete Patient, Hippokrates, Stuttgart

WORDEN J. W. (1991): Grief counselling and grief therapy, Routledge, London

WEISER C. (1997): Focusing, der Stimme des Körpers folgen, rororo, Reinbek

WEISS, W. (1999): Im Sterben nicht allein, Wichern, Berlin

WEISSENBERGER-LEDUC, M. (2000): Handbuch der Palliativpflege, Springer, Wien

WILKENING, K. und KUNZ, R. (2003): Sterben im Pflegeheim, Vandenhoeck, Göttingen

ZAHN, A. (1999): Sterben im Heim, Der Beitrag der beruflichen Sozialarbeit zur Sterbebegleitung in der stationären Altenhilfe, Deutscher Verein, Frankfurt

ZIMBER, A. und WEYERER, S.(1999): Arbeitsbelastung in der Altenpflege, Hogrefe, Göttingen

ZWETTLER, S. (2001): Wie viele Etagen hat der Tod? Trauner, Linz

# Fachliteratur Pflege

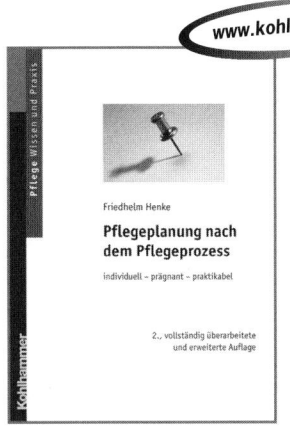

*www.kohlhammer.de*

Friedhelm Henke

## Pflegeplanung nach dem Pflegeprozess

**Individuell – prägnant – praktikabel**
2., vollst. überarb. und erw. Aufl. 2003
180 Seiten, 38 Abb., 7 Übers.
sowie Tabellen und Arbeitsblätter. Kart.
**€** 15,–
*ISBN 3-17-017476-2*
**Pflege** Wissen und Praxis

Die Pflegeplanung ist gesetzlich vorgeschrieben und bildet die Grundlage
einer geplanten, zielorientierten und nachvollziehbaren Pflege unter
Berücksichtigung der Individualität des Menschen.
Auch die 2., vollständig überarbeitete und erweiterte Auflage bietet eine
effiziente Hilfe für die Umsetzung der Pflegeplanung in die Praxis. Zudem
umfasst der Titel auch verwandte Themen wie den aktuellen gesetzlichen
Hintergrund, Leitbildorientierungen, Pflegestandards, Qualitätssicherung,
DRGs, Zeitkorridore, PLAISIR u.v.m.
Zahlreiche prägnante Arbeitsblätter mit Lösungsvorschlägen sowie klar
nachvollziehbare, am Pflegeprozess orientierte Pflegeplanungsbeispiele
nach den ATLs und AEDLs, motivieren zur praktischen Umsetzung einer individuellen Pflegeplanung.

**Der Autor:**
**Friedhelm Henke**, Krankenpfleger und Lehrer für Pflegeberufe, ist am IWK
(Institut für Weiterbildung in der Kranken- und Altenpflege) der Deutschen
Angestellten Akademie in Gütersloh tätig.

W. Kohlhammer GmbH · Verlag für Krankenhaus und Pflege
70549 Stuttgart · Tel. 0711/7863 - 7280 · Fax 0711/7863 - 8430

# Fachliteratur Pflege

www.kohlhammer.de

Helga Kirchner

**Beschwerdemanagement im Pflegeteam**

**Fallbeispiele und Trainingsprogramme für die Praxis**

2002. 192 Seiten, 49 Abb., Kart.
€ 13,50
*ISBN 3-17-016872-X*
**Pflege** Wissen und Praxis

Beschwerden lassen sich leider nicht immer vermeiden – den richtigen Ton und die richtige Strategie in der betreffenden Situation zu finden, bereitet jedoch oft Schwierigkeiten.

Dieses Buch zeigt auf, wie Pflegende verschiedenen Problem- und Konfliktsituationen gerecht werden können. Der Umgang und Strategien zur Bewältigung von Beschwerden in sozialen Einrichtungen werden von der Erfassung über die Bearbeitung bis zu deren Evaluation anhand zahlreicher Fallbeispiele aus der Praxis kompakt und verständlich dargestellt.

**Die Autorin:**
Dr. **Helga Kirchner**, Geschäftsführerin der Prof. Dr. Kirchner GmbH, Düsseldorf; seit 1980 Lehrerin an Pflegeschulen, Managementtrainerin und Unternehmensberaterin; Lehrbeauftragte an der Universität Witten-Herdecke, Institut für Pflegewissenschaften, sowie an der FH Hannover und an der Fernfachhochschule Riedlingen „Die SHR-Gruppe". Schwerpunkte in Lehre und Forschung: Qualitätsentwicklung in Einrichtungen des Gesundheitswesens; Fachbuchautorin und EFQM-Assessorin.

W. Kohlhammer GmbH · Verlag für Krankenhaus und Pflege
70549 Stuttgart · Tel. 0711/7863 - 7280 · Fax 0711/7863 - 8430